MEDITACIÓN Y PAUTAS PARA PRINCIPIANTES DE YOQA

MICHAL SMITH

Contenido

CAPÍTULO 1

MEDITACIÓN y Guía Práctica para Principiantes

INTRODUCCIÓN

¿Alguna vez has probado la meditación para aliviar el estrés o mejorar tu salud? Puede ser el momento adecuado para hacer realidad esta experiencia si aún no lo has hecho. Uno de los métodos más populares para aliviar el estrés es la meditación, incluso recomendada por muchos médicos.

La meditación es una habilidad valiosa que debes esforzarte por adquirir. La meditación puede ser la mejor opción para ti si pasas las tardes preocupándote, estresado por todo lo que hay que hacer e incluso sintiéndote físicamente enfermo sin estarlo.

Tu forma de pensar cambia cuando meditas. La meditación es algo que puedes aprender fácilmente a practicar y luego usar todos los días, a pesar de su complejidad.

Según los estudios, meditar unos minutos cada día puede mejorar tu calidad de vida y reducir tus niveles de estrés si te das permiso para hacerlo, especialmente tu mente. De hecho, reducir el estrés también puede mejorar tu apariencia física.

Aprende cómo la meditación puede cambiar tu vida en este libro. Aunque no pretende cubrir todos los aspectos del tema, considéralo un punto de partida.

La mayoría de los practicantes de meditación exitosos toman clases o buscan apoyo en su comunidad local para aprender y practicar la técnica. La meditación individual puede ser muy poderosa cuando se hace con otros.

Hay más y más clases de meditación apareciendo en todo el país, y es muy probable que una esté bastante cerca de donde vives. Sin embargo, primero debe comprender cómo funciona la meditación y qué beneficios ofrece.

Este libro lo ayudará a comenzar con la meditación y lo introducirá en un mundo que demasiadas personas ignoran, a pesar de que puede ser extremadamente beneficioso. Si es escéptico, pasar unos minutos aprendiendo este procedimiento no tiene ningún riesgo. Estamos seguros de que lo reconsiderará.

Aprende a meditar solo o en grupo. En cualquier caso, hay numerosas opciones disponibles para usted. También podría mejorar su salud y bienestar. ¡Solo te llevará unos minutos!

Comprender qué es la meditación y por qué necesita usarla es necesario antes de que pueda comenzar a practicarla. El instrumento principal que utilizará para definir este proceso es su cerebro. Sin embargo, cuando el cerebro está en un estado "normal" en la vida cotidiana, que en realidad es muy anormal, es posible que no se dé cuenta.

Primero debemos reconocer las diversas etapas en las que funciona el cerebro para que pueda ver el estado mental en el que opera con más frecuencia para ayudarlo a comprender cómo funciona la meditación.

FASES DE LA MENTE

En el cerebro, hay tres etapas distintas que describen cómo funciona en un momento dado. Cuando se trata de la meditación, la única forma de lograr realmente la paz que deseas es pasar por estas tres etapas.

Fase uno: la mente normal

Tu mente se mueve en una variedad de direcciones cuando estás en el estado mental "normal". Funciona como suele hacerlo, comenzando con una idea y pasando a la siguiente. De hecho, esta es una actividad cerebral que no es normal: si quiere resolver bien los problemas, debe concentrarse en menos ideas.

El cerebro es estimulado por estímulos de todo el mundo. El cerebro cambia de su pensamiento anterior a uno nuevo cuando te estimula algo nuevo.

Durante este tipo de función cerebral, puede creer que tiene el control total de sí mismo; Sin embargo, éste no es el caso.

En una situación como esta, tienes muy poco control sobre cómo actúas y piensas. Tus pensamientos están cambiando rápidamente, pero también tu cuerpo. El proceso también es seguido por tus sentimientos.

Este tipo de actividad cerebral se puede ver, por ejemplo, cuando observas a un niño jugando. Cuando ve a ese niño mientras conduce, su atención se desplaza hacia el niño en lugar del vehículo: juega y anda en bicicleta, y es adorable.

Después de eso, sus pensamientos vuelven a sus primeros años. Te sientes bien y sonríes cuando piensas en momentos felices.

Naturalmente, no siempre juegas con tanta inocencia. Las imágenes negativas también pueden desencadenar estos mismos procesos emocionales y mentales.

Piensa en lo que estaría haciendo ese adolescente si fuera un adolescente. Podría considerar preguntarse sobre las actividades actuales de sus hijos, de las cuales no tiene idea. Además, los pensamientos de pavor y miedo siguen a tus emociones.

Cuando estás en una mala situación, es más probable que tus pensamientos te impidan conducir tu auto y te distraigan. Es posible que tengas un accidente como resultado del semáforo en rojo frente a ti, que no notarás porque estás perdido en tus pensamientos.

Como puede ver, su bienestar físico y emocional están en juego en su estado mental típico. Los resultados de estos eventos se ven afectados de diferentes maneras por cada componente.

Dado que este es nuestro estado mental "normal", el estrés se acumulará con el tiempo durante este proceso. Eventualmente descubrirá que no puede concentrarse en nada y que tiene dificultad para organizar todo lo que necesita hacer en su vida diaria.

Al final, una de las peores cosas que puedes hacer por ti mismo es adoptar tu forma de pensar "normal".

Fase dos: concentración

Entras en el primer estado que te llevará a la meditación cuando entras en concentración. Sin embargo, la meditación y la concentración no deben confundirse. Es completamente diferente.

Puede comenzar a ejercer el control mental en la segunda etapa. Existe una buena posibilidad de que vea una mejora significativa en su calidad de vida si puede aprender a mantener este estado mental por sí mismo.

Su objetivo puede parecer sencillo durante la fase de concentración, pero en realidad es bastante difícil de dominar en cualquier nivel. Debes concentrarte en una sola cosa u objeto.

Necesitas mantener tu mente en esa única cosa y no dejar que nada más se interponga en el camino. Mantén tu atención en ello y no dejes que tu mente divague. Es, como verás, algo extremadamente desafiante.

A pesar de que centrarse en un elemento es un proceso relativamente sencillo durante la fase de concentración, la dificultad radica en la capacidad de la mente para obligarte a volver a tu estado "normal". Es probable que desvíe su atención del objeto de su concentración y se concentre en otra cosa.

Por ejemplo, si decide concentrarse en una tarea escolar, puede sentarse y trabajar. Dejarás que tu mente se concentre en la tarea que tienes entre manos. En ese pedazo de papel, pensarás en ti mismo y podrás ver realmente lo que es.

Después de eso, reflexionará sobre lo que dijo su instructor sobre la tarea. Esto te hará pensar en algo que dijo tu compañero de trabajo mientras el maestro hablaba. Se le ocurrirá una idea completamente nueva en cuestión de minutos que no está relacionada con la original.

El resultado final es que te distraes tan fácilmente que vuelves a la fase de pensamiento "normal" sin haberte concentrado mucho. Nada de esto te ayudará.

Sin embargo, el objetivo durante la fase de concentración es comprender lo que ocurrió. Puede volver a concentrarse una vez que se dé cuenta de que estaba distraído y que su mente lo ha engañado para que tome sus propias decisiones.

Una nueva forma de pensar llegará a ti a medida que domines la habilidad de mantenerte enfocado y presente. Podrás relajarte más y tener una mejor perspectiva de la vida. ¡Es una sensación increíble!

Fase Tres: Meditación Final

La tercera etapa de la meditación real te lleva a un reino completamente diferente. Ahora puede concentrarse por completo en la cosa o idea que debe hacerse sin desviarse de ninguna manera. Durante esta fase, no experimentará ningún truco o distracción mental.

Debe esforzarse por lograrlo porque realmente puede brindarle una nueva perspectiva. Podrás concentrarte por completo, lo que te permitirá comprenderte y educarte a ti mismo de manera más efectiva. Tomará mejores decisiones con más enfoque.

Tu mente solo se concentró mínimamente en los objetos elegidos durante la fase de concentración. La interrupción interrumpió el flujo ininterrumpido de pensamientos enfocados. Debido a esto, tenía que averiguar qué estaba mal antes de poder volver atrás y cambiar su configuración.

Sin embargo, este ya no es el caso en la meditación. Ahora mantendrás tus pensamientos moviéndose en un flujo constante. No podrás salir de tu cabeza ni romperla porque nada puede. Debido al poder de concentración que te otorga, esta es la experiencia más extrema de la meditación.

Imagina lo siguiente como una ilustración de los efectos positivos de la meditación: que cualquier cosa y todo lo relacionado con un solo tema vendrá a ti de una forma u otra si piensas en ello repetidamente. Digamos, por ejemplo, que has decidido concentrarte en el amor.

Durante un período de meditación, cuando piensas en el amor, te enfocas en esa palabra, que te llevará a otros significados de la palabra amor. Amar algo, amar a alguien, amar en diferentes formas, etc. Eventualmente tendrás una conexión con el amor en todo su significado. Te afectará emocional y físicamente.

Habrás alcanzado un nuevo nivel de iluminación cuando domines este tipo de meditación. Habrás logrado algo más que concentración.

Habrás entrado en la contemplación, la etapa final de la meditación. Tu mente y tu cuerpo pueden entrar en un nivel superior de conciencia durante esta parte de la etapa final de la meditación.

Aunque completar estos diversos pasos y alcanzar este nivel de comprensión llevará algún tiempo, ¡el resultado final valdrá la pena!

CONTEMPLACIÓN

La etapa final de la meditación es la contemplación. Casi cualquier cosa es alcanzable en este estado mental. Sin embargo, pocas personas son capaces de comprender la contemplación sin haberla experimentado.

Entras en un reino completamente nuevo de pensamiento y mente cuando contemplas. Ahora estás conectado con todo el universo, no solo contigo mismo y tus problemas. Tu mente y tu cuerpo se relajan aquí. Ahora estás en un estado de conciencia que te permite comunicarte con el universo.

Te das cuenta de que eres parte de una estrategia mucho más amplia. Eres consciente de que eres solo un componente en un todo mucho más grande. Sin embargo, la capacidad de unirse con todo esto es la clave para la contemplación.

El estado de Realización de la conciencia cósmica se alcanza en este nivel más alto de meditación. Entras en un estado extremadamente iluminado y completamente "conectado".

Aquellos que practican la meditación son conscientes de que deberías estar experimentando este estado, la forma más elevada de meditación.

El proceso de meditación es muy complicado, pero para aprovecharlo al máximo, es necesario comprender completamente cada etapa.

Comprueba cómo funciona tu mente en este momento. ¿Es incómodo? ¿Estás pensando en leer este libro, pero te atrajeron los anuncios de televisión? ¿Te están llamando los niños que gritan? Es casi imposible que te concentres y logres una verdadera meditación cuando te enfrentas a una distracción porque tu mente está siendo jalada constantemente en diferentes direcciones.

No obstante, puedes aprender esto. Si dedica solo unos minutos cada día a meditar en su camino hacia la iluminación completa, encontrará que su estado mental ha cambiado por completo.

No tengas miedo del proceso de meditación, incluso si recién estás comenzando. No te preocupes demasiado porque es claro y fácil de comprender.

BENEFICIOS DE LA MEDITACIÓN

Deberías pensar en practicar la meditación, y las siguientes son solo algunas de las muchas razones por las que deberías hacerlo.

La iluminación a través de la fase de contemplación es el mayor y más profundo beneficio de la meditación. Cuando logras esto, puedes transformarte en una persona completamente nueva que puede vivir una vida plena y feliz llena de experiencias que van más allá de lo que una persona puede manejar con una actividad cerebral "normal".

Puedes mejorar tu compasión. Se le enseñará cómo convertirse en una buena persona. Puede mejorar su comprensión, ser más interesante y aprender más. Sabiendo lo que hay ahí fuera y cómo encajan las cosas en este universo, también te convertirás en alguien que puede disfrutar plenamente de la vida.

Podrás transformar tu vida y experimentar la verdadera Gracia cuando seas capaz de alcanzar plenamente este estado de ser y conciencia.

Beneficios que experimentará

La meditación tiene ventajas adicionales que se pueden obtener. Las numerosas ventajas de esta experiencia se enumeran a continuación.

Centrarse a través de la meditación mejora su capacidad para completar sus tareas de manera más rápida y efectiva.

Puede reducir su nivel de estrés a través de la meditación. Podrá resolver problemas de manera efectiva y tomar mejores decisiones si reduce su estrés.

Al usar palabras más definidas y claras , puedes comunicarte de manera más efectiva a través de la meditación.

Puedes mejorar tu salud practicando la meditación. Reduce el riesgo de cáncer e hipertensión y mejora la actividad cardíaca. Puede curarse de cualquiera de estas condiciones de manera más rápida y efectiva si reduce los niveles de estrés de su cuerpo.

Puedes ser un mejor amigo y miembro de la familia a través de la meditación. Todos pueden alcanzar la iluminación y vivir en un estado superior de ser dedicándose a quienes los rodean.

Además, la meditación ayuda a la salud mental. Puedes lograr un gran equilibrio por ti mismo al permitir que la mente entre en este estado de iluminación. Esto le permitirá pensar con más claridad. Puedes mantener tu mente aguda y alerta al meditar.

En lugar de seguir existiendo como una persona cautiva del mundo que la rodea, te permite convertirte en el verdadero tú, la persona que quieres ser. ¡Puedes aprender mucho sobre ti mismo y el mundo que te rodea practicando la meditación!

La meditación ofrece ventajas adicionales. Esta experiencia será única para cada persona. Necesitas aprender a meditar si quieres ver lo que tiene para ofrecer. La meditación no tiene efectos secundarios negativos; de hecho, sólo tiene efectos positivos.

FORMAS DE MEDITACIÓN

Estudiar meditación te enseñará que hay muchos tipos diferentes. Algunas son técnicas muy antiguas que han sido utilizadas por diferentes culturas durante miles de años. Otros están significativamente más actualizados y, como resultado, suelen disfrutar de una mayor popularidad. Debes invertir en aprender sobre las diversas características de las diversas formas de meditación.

Es esencial conocer las diversas formas de meditación disponibles para seleccionar la forma de meditación más adecuada para usted.

De hecho, hay dos tipos principales de meditación que se pueden encontrar en todos estos enfoques.

Se puede ayudar mucho a encontrar el éxito examinando a fondo estos dos enfoques de meditación. Para determinar el mejor camino para su crecimiento, es posible que deba probar ambos tipos.

Meditación Concentrativa

La meditación concentrada es el primer tipo de meditación. La respiración, una imagen o un sonido son los principales puntos de atención en este tipo de meditación. Con frecuencia se usa un mantra, o sonido.

Podrá dejar de lado sus pensamientos y tener más conciencia y claridad si utiliza estas herramientas.

Usarás una de estas cosas que te ayudarán a concentrarte cuando practiques la meditación. Puedes lograr la iluminación de manera efectiva concentrándote en ella, tal como lo harías con la lente de una cámara.

Respiración

Centrarse en la respiración es un método común de meditación concentrada. Debido a que puede realizarlo en cualquier momento y no requiere nada más, es probablemente el método más fácil de usar.

Debido a que afecta el bienestar y la vida diaria, la respiración es efectiva. El yoga y muchos otros campos físico-psicológicos sostienen la creencia de que la respiración es necesaria para mantener un estado mental saludable. Para meditar adecuadamente, se cree que se debe controlar la respiración.

Incluso si meditas, puedes verlo claramente en la vida cotidiana. La respiración debe ser lenta y profunda cuando se está cómodo y relajado. Pero tu respiración se acelera cuando estás preocupado, estresado o ansioso. Lo mismo ocurre si estás distraído.

Puede enfocar su mente de manera efectiva y tomar el control de ella controlando su respiración.

Pero, ¿cómo ayuda el control de la respiración a la meditación? ¿Alguna vez te has sentido ansioso y abrumado? ¿Alguna vez has estado en una situación que te hizo sentir miedo o incluso pavor? Si ese es el caso, es posible que te hayas dicho que te calmes y respires profundamente. Esto demuestra que tienes control sobre tu respiración, como puedes ver.

Al elegir entre una variedad de métodos de concentración, puede usar su respiración como una herramienta para la meditación. Necesitas controlar tu respiración para lograr esto. Deberá prestar atención al ritmo de su respiración. La transición entre respirar y exhalar es el ritmo.

Siéntate y cierra los ojos cuando lo hagas. Concéntrese en su respiración y en el flujo de aire a través de su cuerpo. Deberás concentrarte únicamente en tu respiración.

Tu meditación de respiración pronto se convertirá en una herramienta para la relajación mental. Notarás que tu respiración se vuelve más consistente, más profunda y, por lo tanto, más lenta.

Tus pensamientos también cambiarán cuando eso suceda. Relájate, haz silencio y mantén la calma. Experimentarás tranquilidad y paz.

La meditación concentrada utiliza una variedad de técnicas, pero la respiración es solo una. Existen numerosas formas adicionales, algunas de las cuales se analizarán más adelante en este libro.

Sin embargo, ten en cuenta que además de la meditación concentrativa, existe otro tipo de meditación.

Meditación consciente

La meditación de concentración no es lo mismo que la meditación de atención plena. Puedes ver las diferencias si usamos la lente como ilustración. La meditación concentrada implica concentrarse en una sola cosa, como su respiración o el entorno en el que está sentado.

Sin embargo, existe la meditación de atención plena. No estás enfocando la meta aquí; más bien, lo está ampliando para incluir más y más datos.

Tal vez se pregunte cómo incluir más de lo que está sucediendo al mismo tiempo puede ayudarlo a concentrarse y ordenar sus pensamientos. Sin embargo, el hecho es que eres capaz de hacerlo; lo único que te separa de la competencia es tu enfoque.

Te volverás muy consciente de todo lo que te rodea usando tus habilidades, incluidos tus sentimientos, las cosas que ves, las cosas que escuchas, los olores y los sonidos, e incluso las cosas que tal vez quieras mantener fuera de tu mente.

Sin embargo, algo extraordinario ocurrirá en este punto. Serás consciente de estas cosas, pero no harás nada al respecto. Solo estarás pensando en lo que está pasando en tu cabeza. No es necesario que te involucres demasiado en estos aspectos. Cuando te concentras, tu mente no permite que se filtren en ella imágenes, pensamientos o recuerdos.

porque en realidad no serás influenciado por los pensamientos e imágenes que te vengan a la mente; Por el contrario, te relajarás y te sentirás casi desapegado. Debido a que habrá asimilado muchos de los acontecimientos a su alrededor, su mente estará más clara. No te concentrarás en nada específico. No tomarás parte en los eventos, pero estarás al tanto de todo.

A pesar de que este tipo de meditación es menos conocido y menos popular entre los principiantes debido a su dificultad, sigue siendo una buena opción porque te brinda una nueva sensación de plenitud y bienestar. Puedes despejar completamente tu mente concentrándote en todo en lugar de solo una cosa a la vez.

Una de estas dos categorías abarca todas las formas de meditación. En la práctica, practicarás la meditación consciente o la meditación concentrada, en la que te enfocas en una sola cosa para entrar en un estado meditativo.

Ambos tipos de meditación tienen sus ventajas, y hay momentos en que uno funciona mejor que el otro. Al aprender ambos, se volverá mucho más hábil en la meditación porque podrá seleccionar la forma que mejor se adapte a su actividad y necesidades actuales.

¿QUÉ SUCEDE DURANTE LA MEDITACIÓN?

La medicina moderna no afirma que la meditación sea efectiva. En la medicina tradicional, no encontrarás un médico que solo te recomiende la meditación como tratamiento para tu condición. Por otro lado, el médico hablará brevemente sobre la meditación contigo.

Por ejemplo, ¿con qué frecuencia le informó su médico que el estrés estaba contribuyendo a su enfermedad? ¿O tal vez le aconsejó que se relajara más para aliviar la tensión, el dolor y los dolores de cabeza? En esos casos, el médico te está diciendo que dejes de lado tus preocupaciones y te concentres en relajarte. Esto es exactamente lo que puedes obtener de la meditación.

Sin embargo, los mecanismos por los que funciona la meditación son completamente diferentes. Mucha gente pasa por alto la importancia de entender por qué funciona la meditación y pocos entienden realmente cómo funciona. Ahora comprenderá ambos aspectos.

Existe evidencia de los estudios que se han realizado de que la meditación puede causar una reacción en el cuerpo. Se ha demostrado que induce un estado beneficioso de relajación. Tu cuerpo responde físicamente de varias maneras.

1. La respiración se vuelve más fácil, más natural y más profunda.
2. El corazón late más lentamente a medida que la frecuencia cardíaca disminuye.

3. Puede ayudar a reducir la producción corporal de cortisol plasmático, la hormona del estrés.
4. Puede ralentizar el ritmo cardíaco.
5. Puede aumentar la estimulación de las ondas cerebrales que inducen la relajación. EEG, o electroencefalografía alfa, es el término para este proceso y tiene una conexión directa con la capacidad del cuerpo para relajarse.
6. La tasa metabólica disminuida del cuerpo, o la tasa a la que toma combustible y lo quema para obtener energía, es probablemente el efecto físico más sorprendente. Aquellos con tasas metabólicas por lo demás normales parecen haber visto una disminución del 20% en esta tasa.

Sin embargo, la meditación produce algo más que cambios físicos. Tu cuerpo entra en un estado de profundo descanso que no se parece a ningún otro estado de conciencia.

Su mente y cerebro están extremadamente alertas y en sintonía durante este tiempo. Los estudios médicos también lo han demostrado. Mientras se monitoreaba la actividad cerebral, se instruía a los pacientes para que meditaran.

El cerebro estaba en un estado conocido como "alerta tranquila" durante estas pruebas, que es cuando está total y extremadamente alerta, pero también tranquilo y concentrado. Había señales de que el cerebro estaba en este estado.

También se ha demostrado que la meditación altera la forma en que tu cuerpo responde a diversos estímulos. La mayoría de las personas, por ejemplo, se mueven más rápido en respuesta a los estímulos. También pueden ser más imaginativos. Después de meditar, algunas personas también pueden comprender las cosas a un nivel superior.

Como se indicó anteriormente, la tasa metabólica del cuerpo también se ralentiza, lo que requiere que consumas menos alimentos de los que deberías. Durante una técnica de meditación en particular conocida como Meditación Trascendental, o MT para abreviar, las tasas metabólicas de los pacientes fueron monitoreadas y fueron más bajas que las de la fase de sueño profundo.

Su respiración se ralentizará en un promedio de dos respiraciones por minuto y su ritmo cardíaco se ralentizará en varios latidos por minuto.

El efecto que parece tener la meditación trascendental sobre la presión arterial de los pacientes es otro efecto. Nada cambia en los valores de aquellos con presión arterial normal, que se consideran saludables. Sin embargo, la presión arterial disminuyó en aquellos que comenzaron con lecturas superiores al promedio. En estos pacientes, este último disminuyó a un nivel significativamente más bajo.

Relajar el cuerpo y los músculos es otra área que se ha puesto a prueba durante este tipo de meditación. Esto puede ser difícil de medir, pero en algunas pruebas, los médicos utilizan las respuestas musculares para medir el efecto de corrientes eléctricas muy bajas.

Fue sencillo determinar los efectos de la meditación después de completar la prueba. La relajación muscular fue significativamente mayor en quienes meditaron que en quienes no lo hicieron.

Reacción física

Como puedes ver, la meditación provoca un verdadero cambio en el cuerpo, tanto física como mentalmente. Sin embargo, los médicos y otras personas con frecuencia quieren saber por qué la meditación tiene este efecto en la mente y el cuerpo. Ofrecemos una explicación diferente para esto.

El sistema nervioso del individuo experimenta una de las mejoras más significativas durante la meditación. Se activa una rama diferente de este sistema, que no es algo que ocurra típicamente. La rama parasimpática tiende a ayudarlo a usted y a su cuerpo a relajarse y calmarse.

La cantidad de lactato en la sangre antes y después de la meditación es otro ejemplo de lo que le sucede al cuerpo. El lactato es una sustancia natural que el cuerpo requiere. Está hecho por el metabolismo, y los músculos que rodean tu esqueleto son los que lo hacen.

El nivel de lactato disminuye significativamente cuando meditas; Como se indicó anteriormente, esto reduce significativamente la tasa metabólica. De hecho, la meditación hace que los niveles de lactato del cuerpo bajen aproximadamente cuatro veces más rápido que si estuviera acostado boca arriba sin meditar.

Además, a medida que su cuerpo produce menos lactato, su sangre fluirá más rápida y eficientemente por todo su cuerpo durante y después de la meditación. Debido a que la sangre se mueve más rápido, ¡hasta un 30% en algunos lugares!, esto indica que el oxígeno llegará a los músculos más rápidamente.

Los músculos eliminan casi por completo la producción de lactato cuando reciben más oxígeno. Como resultado, la meditación ayuda a reducir la tasa metabólica y aumentar el flujo sanguíneo.

¿Duermes?

De hecho, muchos de los cambios físicos que ocurren durante la meditación son análogos a los que ocurren durante el sueño. Su ritmo cardíaco y su respiración se ralentizan . Su mente y su cuerpo entran en un estado de relajación profundo y reparador.

Pero entonces, ¿eso implica que cuando meditas, estás durmiendo?

Mucha gente se pregunta cómo el cuerpo puede estar alerta y relajado al mismo tiempo.

El cuerpo entra en un estado de reposo similar al sueño profundo y/o hipnosis cuando meditas. Esto se debe a que la meditación hace que el cuerpo responda en todas las formas enumeradas, lo que resulta en un estado de relajación.

Su capacidad para instruir a su cuerpo y mente para relajarse se encuentra en el corazón de todo. Has aprendido a acceder a la respuesta de relajación del cuerpo cuando te involucras completamente en la meditación, lo que te permite controlar cuándo y qué tan bien puedes relajarte.

Además, muchos profesionales médicos e investigadores piensan que las personas que meditan también pueden dejar que sus cuerpos decidan cómo curarse a sí mismos.

Hay muchas teorías diferentes sobre cómo funciona la meditación y cuáles son los cambios físicos y mentales reales en el cuerpo cuando meditas. Por lo tanto, es fundamental comprender que se produce un cambio físico y mental. Ese cambio da como resultado la serenidad y la iluminación, dos estados mentales por los que toda persona debería luchar.

PREPARAR LA MENTE Y EL CUERPO

Puedes ver claramente las ventajas de la meditación ahora que tienes una mejor comprensión de sus orígenes. Ha llegado el momento de que aprendas a meditar. Discutiremos varias de las técnicas esenciales de meditación en los siguientes capítulos.

Puedes aprender algunas técnicas de este libro; Para aprender de los demás, necesitará un instructor experto. Recomendamos comenzar con algunas de las formas más simples enumeradas aquí y avanzar hasta las más complejas. Incluso con ejercicios de meditación difíciles, encontrarás que las técnicas fundamentales te ayudarán a tener más éxito.

Una palabra de advertencia

Debe ser consciente de que comenzar una práctica de meditación puede traer emociones, pensamientos e incluso eventos pasados traumáticos. Para que la meditación funcione para usted, debe colaborar con un instructor experimentado para resolver estos problemas. ¡No rendirse nunca!

Si es paranoico, tiene problemas con los delirios o sufre altos niveles de ansiedad hasta el punto en que no puede funcionar normalmente, es posible que la meditación no sea adecuada para usted. Estas personas frecuentemente descubren que la meditación puede ser beneficiosa, pero solo bajo la supervisión de sus médicos. Antes de comenzar a meditar por su cuenta, las personas que están experimentando algún tipo de episodio psicótico deben primero colaborar con el especialista en meditación.

Si está interesado en la meditación pero le preocupa lo que pueda suceder mientras lo hace, debe encontrar un experto en meditación experimentado que lo ayude a comenzar.

UN POCO DE HISTORIA DE LA MEDITACIÓN

La meditación es una forma de arte antigua que tiene sus raíces en una amplia gama de culturas. Sin embargo, cada forma tiene su propia historia de origen única que la distingue de las demás.

Una cosa que notará sobre la meditación es que se adapta a la cultura que se está considerando en un momento dado. Como resultado, encontrará diferentes nombres para algunas de las técnicas y estilos en los que piensa. La meditación también se puede utilizar para una amplia gama de propósitos místicos o religiosos.

Las diversas formas de meditación practicadas en diversas culturas comparten una cosa: todas terminan logrando lo mismo.

La meditación, por ejemplo, es el proceso de pensamiento que se basa en concentrarse en un solo tema en la antigua formación cristiana del espíritu. En contraste, la meditación no tiene significado en Oriente. Es exactamente lo contrario.

El objetivo de este tipo de meditación es separarte de tus pensamientos y experimentar el silencio. Tus pensamientos se aquietan en este momento. Este proceso se conoce como la respuesta de relajación implementada por el cuerpo en las artes de meditación orientales. En cambio, se le conoce como contemplación en las prácticas místicas cristianas, que ya hemos discutido.

HERRAMIENTAS PARA LA MEDITACIÓN

Encontrar algo para usar como enfoque o herramienta para entrar en una experiencia de meditación es esencial mientras trabajamos con la meditación. Puede hacer uso de muchas herramientas diferentes. Las actividades que le permiten relajarse, permanecer sentado y concentrarse pasivamente en una sola cosa son las más beneficiosas.

Algunos ejemplos incluyen:

Siéntese y relájese en el sofá mientras escucha música relajante. o acostarse, lo que permite que todos los músculos se relajen y generalmente es más beneficioso que sentarse.

Una de las mejores herramientas para la meditación sigue siendo la oración, posiblemente la herramienta más antigua y profunda. La oración te ayuda a concentrarte y te permite concentrarte. No titubeas y eres firme. La posición de meditación más común es esta.

El fuego también puede ser una excelente herramienta de meditación. Una de las experiencias más beneficiosas del proceso es pasar un rato a solas junto al fuego.

Concentrarse únicamente en una cosa también puede ser beneficioso. Esto puede ocurrir con frecuencia en cualquier habitación, siempre que sea tranquila y propicia para la relajación. Esto se puede hacer con cualquier persona, escena o incluso con la atmósfera actual en la habitación.

Encontrar algo en lo que meditar que te permita concentrarte con claridad y en silencio es el objetivo de la meditación. Cualquier cosa que obtengas de esto puede serte útil.

¡Prepararse!

Puede equiparse con las herramientas que necesita para comenzar a meditar ahora que tiene una comprensión básica de lo que significa. Pero debe hacerse algunas preguntas más antes de hacerlo.

¿Está realmente abierto a los beneficios potenciales de la meditación y es capaz de experimentarla plenamente?

¿Es posible que alguien lo vigile durante las primeras sesiones o trabaje con usted para asegurarse de que no tenga ningún problema?

¿Hay alguna persona en tu vida a la que le gustaría aprender a meditar contigo? Como resultado de esto, puede tener una mejor idea del proceso.

En este punto, estás listo para sumergirte en la meditación. Primero, prepara tu mente para los beneficios que te puede ofrecer. Escépticos, llegados a este punto, mejor parar.

ELEMENTOS REQUERIDOS

Eres consciente en este punto de que quieres meditar. Piensas que puedes relajarte y participar plenamente en el proceso de meditación ahora que tienes información de fondo. De hecho, no es exactamente simple. Por otro lado, el procedimiento se puede dividir en varias etapas para que cualquiera pueda comprenderlo completamente.

Antes de comenzar a practicar la meditación, hay algunas consideraciones esenciales que hacer. Estarás en una mejor posición para meditar y verdaderamente alcanzar el más alto nivel de conciencia siempre y cuando puedas completar estas tareas.

Hay cuatro consideraciones esenciales. La actitud correcta es el primer paso. Necesitas lo que se conoce como una actitud pasiva para lograr esto. Debido a que elimina algunos de los aspectos menores y frecuentemente negativos de la meditación, esta actitud hace posible tener la experiencia correcta.

Sin embargo, la actitud por sí sola no es suficiente. La ubicación correcta es el requisito posterior. El lugar tranquilo y pacífico que mejor se adapte a ti para la meditación es Crea las condiciones necesarias para entrar en el contexto apropiado.

Entonces, necesitas sentarte derecho. Para alcanzar el nivel de comodidad y relajación que requiere la meditación, tu cuerpo necesita estar en las condiciones adecuadas. La meditación se vuelve más fácil de hacer cuando entras en esta etapa.

Por último, necesitas algo en lo que pensar. Debe ser algo que te permita permanecer quieto y tranquilo mientras meditas en ese objeto, como se dijo anteriormente.

A continuación, analizaremos cada uno de estos aspectos con mayor profundidad. Cada uno juega un papel crucial en el proceso de meditación.

Lugar

Primero debemos ayudarlo a seleccionar el espacio de meditación apropiado. Necesitarás un poco de paz y tranquilidad, como probablemente puedas imaginar. Estar en el entorno correcto marcará la diferencia si quieres meditar.

Los mejores lugares para estar son aquellos en los que puedes relajar no solo tu mente sino también los músculos de tu cuerpo. Por lo general, es mejor sentarse o acostarse para que no haya muchas distracciones. Ser capaz de eliminar cosas de tu mente requiere todo esto. Las distracciones deben mantenerse al mínimo para aquellos que recién comienzan su práctica de meditación. Podrás meditar incluso en lugares públicos donde no puedes controlar el nivel de distracción y ruido una vez que hayas perfeccionado tus habilidades y seas más competente. Sin embargo, primero, ¡encuentra la paz!

Posición

Estar en la posición adecuada para la meditación es tan importante como elegir el lugar adecuado. Para lograr esto, la mejor postura para meditar es la que estamos buscando aquí.

Su postura tiene un impacto significativo en el tipo de experiencia que tendrá. Numerosas formas de medicina alternativa y la búsqueda del bienestar psicofísico dan fe de ello. Por ejemplo, en Yoga, se realizan una variedad de posturas para lograr los efectos deseados.

También hay algunas posiciones aquí que son propicias para la meditación si estás participando en Kum Ney, que es un tipo de oración islámica. La postura del cuerpo es crucial para la experiencia del individuo durante la oración que lo dirige en las ceremonias religiosas budistas.

Mantener la columna recta es uno de los aspectos más importantes de una buena postura. Aunque no hay evidencia médica que respalde esto, se cree que una columna recta ayuda a que la persona se beneficie de su estado mental.

Sin embargo, si te sientes incómodo y tienes algún problema en la columna, no insistas. Cuando experimentan por primera vez este tipo de tensión en la espalda, la mayoría de las personas sienten cierta incomodidad. Por lo general, una vez que te acostumbras, esta incomodidad desaparecerá. Sin embargo, no debes obligarte a hacer algo si te duele.

Acostarse para meditar puede ser tentador. Aunque esta posición es efectiva, los practicantes de meditación novatos con frecuencia se quedan dormidos. Por lo tanto, a menos que esté seguro de que puede evitar quedarse dormido, intente sentarse.

Posición semiequilibrada

Otra opción es una postura semiequilibrada. No está acostado o sentado derecho en una posición semiequilibrada. Una cosa que dices es falsa. Los que tienen problemas para sentarse suelen adoptar esta posición. Se puede practicar más cómodamente en el sofá. Asegúrese de que su cabeza esté apoyada correctamente. En cualquier caso, no te pongas en una posición en la que puedas quedarte dormido.

posición suspendida

La postura equilibrada es el tipo de postura más frecuente y beneficioso. Una postura equilibrada tiene la espalda y la columna rectas sin ser rígida. Es esencial que comprendas el significado de esta ventaja.

Tu cuerpo está alerta cuando estás en la posición suspendida. Estar consciente y listo para prestar atención es su estado mental. Estás manteniendo tu mente alerta al mantener la espalda recta.

postura de loto

La posición de loto es otra opción. De hecho, esta es la postura más popular y apreciada en la meditación oriental. Sentarse en esta posición requiere que cruce las piernas y mantenga la espalda y la columna rectas. Tus pies están sobre tus muslos y tus piernas están cruzadas.

La posición del loto tiene el inconveniente de ser incómoda para las personas poco flexibles. No te desanimes; después de algunos intentos, todavía se puede aprender e incluso dominar.

Posiciones adicionales también están disponibles. Pídele ayuda a tu guía de meditación para encontrar una postura que funcione para ti si quieres aprender una que te permita sentarte en una posición particular.

ACTITUD

Tu actitud es el siguiente componente esencial para la meditación. La conciencia suspendida es la actitud más solicitada y discutida. En este proceso en su conjunto, la actitud es probablemente el componente más crucial. Porque de eso se trata todo, se llama "conciencia suspendida". Estás a gusto pero sigues prestando atención de tal manera que logras el equilibrio adecuado entre los dos.

Cuando entras en este estado de conciencia, eres consciente de lo que sucede a tu alrededor pero no le prestas atención. Estás desapegado de estas cosas aunque eres consciente de ellas.

Debes dejar pasar nuevos pensamientos porque eres consciente de que han llegado y no requieren mucha atención. Necesitarás darle permiso a tu mente para notar las cosas que suceden a tu alrededor mientras miras tu objeto de meditación.

Sin embargo, debe volver inmediatamente al tema de su meditación tan pronto como sus pensamientos comiencen a divergir y comience a desarrollar un interés en ellos, aumentando el pensamiento original.

Podrás reconocer cuándo tu mente se ha desviado en una dirección diferente y traerla de regreso a donde queremos que esté para la meditación si aprendes a mantener tu mente relajada y enfocada.

Inicialmente, tendrá que trabajar duro para mantenerse en la etapa de conciencia inmediata. Tenga la seguridad de que eventualmente podrá mantener su concentración a lo largo de la experiencia de meditación.

Una actitud pasiva es aquella en la que tu mente es consciente de otros pensamientos que están pasando pero está relajada y no se enfoca en ellos. Esto permitirá que tu cuerpo y mente entren en meditación más fácilmente porque podrás notar pero no reaccionar a las distracciones que se te presenten.

OBJETO DE MEDITACIÓN

Para entrar en meditación, debe estar presente otra pieza del rompecabezas. Para ayudar a dirigir y enfocar su atención, debe tener un objeto de meditación.

Un mantra es el término usado para el objeto, que en realidad denota una palabra en particular o incluso una sílaba.

Como objeto de meditación, a veces puede concentrarse en sus patrones de respiración, como en la meditación budista. Hazlo correctamente si eliges entrar en meditación a través de la respiración. En lugar de inhalar aire, su técnica de meditación debe implicar inflar y desinflar el abdomen.

Además, asegúrese de respirar a través de su diafragma en lugar de su estómago. Usar este tipo de respiración será más fácil si te sientas derecho. Cuando estés en estado de meditación, notarás que el ritmo de tu respiración y el movimiento de tu cuerpo te ayudarán a relajarte profundamente.

Siempre que induzca la relajación, cualquiera de los métodos discutidos hasta ahora (mantra o respiración) puede usarse como objeto de meditación.

Hay muchas otras cosas con las que puedes hacer en la habitación. Si decides hacerlo, asegúrate de que el artículo que elijas te ayudará a relajarte. Para ayudarlos a relajarse, a algunas personas les gusta cerrar los ojos y luego meditar. Esto depende de ti y de cómo te gusta meditar.

El uso de un mantra para su método de inducción a la meditación debe hacerse con cuidado. Aunque algunos terapeutas de meditación le aconsejarán que use un conjunto particular de sonidos para su mantra porque sensibilizará mejor su sistema nervioso, esto tiene pocos beneficios. De hecho, puedes usar cualquier palabra neutral que te ayude a mantener la concentración. No debería ser algo que fácilmente te haga pensar en otra cosa.

No tiene que ser una palabra en absoluto. Podría ser una colección de sonidos o un sonido sin sentido.

Tenga en cuenta que su mente necesita llegar a un punto en el que tenga muy pocos o ningún pensamiento y ningún significado. El nivel más alto de pensamiento y conciencia solo se puede alcanzar cuando esto ocurre.

COMBINA TODOS LOS ELEMENTOS

Puedes comenzar a crear un modelo para ti mismo una vez que hayas dominado cada uno de estos cuatro aspectos esenciales del proceso de meditación.

La mayoría de las veces, se necesita algo de práctica y algunos enfoques diferentes antes de que realmente descubras el que funciona mejor para ti. El objetivo es tener en cuenta lo que estás buscando. Quiere estar en un estado mental libre de otros pensamientos y quiere relajar su cuerpo y mente.

Este es un proceso individual, por lo que puede ser diferente para usted que para otras personas. Comience con los métodos descritos aquí y practique su uso hasta que los domine por completo, como sugerimos. Si descubre algo más que funciona mejor para usted más tarde, puede modificarlo para que coincida con los beneficios.

La meditación es como un proceso de prueba y error. No asuma que solo la prueba de un mantra será suficiente. Es posible cometer errores si no comprende completamente cómo hacer algo. Por ejemplo, para determinar si su respiración le está fallando, primero deberá aprender a respirar correctamente. Ahora intentaremos meditar.

MEDITACIÓN EN UNA FORMA SENCILLA

Como se dijo, la meditación es una forma de arte. Ahora, para comenzar, debe conocer las diversas características que puede lograr en su arte para que pueda apreciar el producto final.

Todo en la meditación está construido, desde el método más simple hasta el más complicado. Por lo tanto, primero debes dar pequeños pasos para alcanzar la iluminación. Nuestra forma inicial de meditación es directa y simple. Si lo hace correctamente, podrá dominarlo inmediatamente después de algunos intentos.

Veamos el procedimiento. Queremos presentarte la respuesta de relajación en esta meditación. Incluso cuando esté ocupado, esta es una forma de meditación que debe practicar todos los días.

La meditación es un buen lugar para comenzar. Para obtener todos los beneficios de la meditación y aprender a hacerlo a través de la práctica, debes intentar hacerlo todos los días.

Meditación sencilla

1. Encuentre un lugar tranquilo donde pueda estar seguro de que nadie lo molestará. Puedes hacer esto

en diez a veinte minutos. Apague todos los teléfonos y otros dispositivos que puedan distraerlo.

2. Ahora, siéntate tranquila y cómodamente. Mantenga una columna recta con la espalda en su lugar. Tenga en cuenta que su postura debe ser controlada.
3. Pon todo de ti en lo que estás haciendo actualmente. Esto significa que no debes dejar que las cosas se interpongan en tu camino. Comprométete a no preocuparte por lo que sucede en el mundo que te rodea. Lo más importante es que despeje su línea de visión y la habitación de cualquier cosa que pueda ser una distracción. Comprométete a meditar.
4. Elija una palabra que se alinee con sus creencias naturales. Utilice, por ejemplo, "paz", "amor" u otros términos. Elige una oración breve para resumir tus creencias si eres religioso. Elegir "Aleluya" u "Om" es una buena idea. Después de elegir la palabra correcta, cierra los ojos. La relajación viene de cerrar los ojos.
5. Ahora, iremos relajando gradualmente cada músculo a medida que avanzamos por el cuerpo. Comenzando con los dedos de tus pies, Él te considera deliberadamente, concentrándose en relajarlos e intentando sentir cómo se relajan. Después de eso, cambia a los pies, luego a las piernas, y así sucesivamente. Cada músculo de su cuerpo necesita

que se le permita relajarse. Incluya el cuello, la mandíbula, la pelvis, la espalda, los brazos, los dedos y las manos, así como los hombros. Sentirás que la tensión abandona tu cuerpo cuando esto suceda.

6. Continúe tomando respiraciones largas y profundas. Sigue diciendo tu mantra una y otra vez. Repita después de respirar profundamente y decir su palabra. La verbalización de la palabra es suficiente, pero no necesaria.
7. Utilice la actitud pasiva que discutimos. Relájate y deja que cualquier pensamiento que te venga a la mente mientras estás sentado simplemente diciendo "está bien". Es normal que la mayoría de las personas encuentren dificultades al principio, así que no te preocupes. Haz lo mejor que puedas para dejar ir esos pensamientos. Continúe recitando su frase de meditación.
8. Mantén esta práctica durante al menos diez minutos, con la meta de veinte. Abre los ojos por un momento para comprobar la hora sin utilizar ningún temporizador.
9. Después de que hayas terminado tu meditación, vuelve a sentarte y relájate durante unos minutos. Antes de abrir los ojos, manténgalos cerrados

durante unos minutos. No te levantes todavía. Date un tiempo para volver al mundo real.

Debe intentar hacer esta meditación simple al menos una vez al día, pero si la hace más de dos veces al día, en realidad podría ayudarlo a lidiar con el estrés del día. Esta sencilla meditación funciona bien para muchas personas si la practican al comienzo del día, antes de desayunar y cuando están bien descansados.

Comenzarás a sentir los beneficios de la meditación y lo que puede ofrecerte después de practicar este tipo de meditación durante varios días o incluso más. Es posible que no hayas seguido cada paso correctamente si no te sientes diferente. Debes concentrarte en relajarte, no en si la meditación puede o no curar algo.

MÉTODOS DE MEDITACIÓN

La meditación simple es uno de los muchos tipos de meditación que se pueden hacer rápida y fácilmente. Hablaremos de algunas opciones más aquí que podrían funcionar para usted.

Después de aprender los conceptos básicos de la meditación, puedes comenzar a experimentar con otros métodos a veces más complicados.

Meditación caminando

La meditación caminando es otro tipo de meditación que puedes incorporar fácilmente a tu vida diaria. A pesar de que el proceso parece mucho más simple de lo que realmente es, vale la pena intentarlo porque puede permitirte trascender tu estado actual de iluminación.

Dale una oportunidad a la meditación caminando antes de descartarla como inadecuada porque mejora con la práctica.

El proceso es el siguiente:

Comience por ser consciente de su cuerpo mientras camina. Debe prestar atención a cómo se siente y cómo caminar afecta cada parte de su cuerpo, no solo caminar. La parte inferior de su pie debe sentirse como si estuviera tocando el suelo. Con cada paso, debe sentir que sus piernas y músculos de la espalda se contraen. Toma nota de estas cosas.

Concéntrese en cada uno de sus pies individualmente. Comience con un solo pie. Tenga en cuenta su impacto con el suelo. Siente cómo el otro pie se mueve hacia arriba y hacia abajo. Continúe haciendo esto una y otra vez hasta que casi se convierta en un mantra que se dice a sí mismo.

Oblígate a volver a concentrarte en tus movimientos cada vez que tus pensamientos comiencen a divagar. Tus ojos no deben estar enfocados en nada en particular, sino al frente. Enfócate únicamente en esta tarea. Puedes llevar tu meditación al siguiente nivel con esto.

¿Cuáles son los beneficios de la "meditación caminando"? es una brisa ¿Cuándo fue la última vez que prestó atención a sus movimientos al caminar?

Siempre piensas en las muchas cosas que tienes que hacer, a dónde vas y quién te habla, pero no piensas en caminar, lo que te puede ayudar a relajarte mucho si te concentras en ello.

Puede disfrutar mejor del movimiento y la relajación de caminar si se concentra en ello. Puedes entrar en una nueva conciencia tanto de tu yo físico como del mundo que te rodea a través de esto.

Meditación trascendental

Probablemente quieras aprender meditación trascendental, o MT para abreviar, si estás leyendo este libro para aprender sobre meditación. Este tipo de meditación ha atraído mucho interés, y por una buena razón.

Para empezar, es sencillo de aprender. En segundo lugar, este tipo de meditación en realidad tiene muchos efectos positivos.

Cuando aprenda a practicar la MT, verá resultados y beneficios de inmediato. Si ha realizado otros tipos de meditación antes de esta, es posible que pueda hacerlo en aproximadamente una semana con un poco de práctica.

Colaborarás estrechamente con un instructor durante la meditación trascendental. Este instructor no solo lo ayudará a comenzar con este tipo de meditación, sino que también le dará un mantra especial para usar en todo momento.

Ten en cuenta que un mantra es una palabra o grupo de palabras que repites una y otra vez. Su instructor le proporcionará un mantra particular que ha sido seleccionado específicamente para usted durante este tipo de meditación. Este tipo de decisión se toma en base a lo que tu cuerpo y sistema nervioso necesitan.

Puedes comenzar el proceso de meditación una vez que hayas recibido este tipo de mantra. Como es parte del proceso, debes prometer que no le dirás a nadie cuál es tu mantra.

Siéntate en silencio en este punto y deja ir todo lo que pasa por tu mente. El siguiente paso es cerrar suavemente los ojos y relajar todos los músculos de tu cuerpo, como en una simple meditación. Comenzarás a repetir repetidamente tu mantra en este punto. Centrarse únicamente en esas palabras es el objetivo.

Tendrás que olvidarte de cualquier otra idea que tengas si haces esto una y otra vez. La meditación te beneficiará si dejas ir tus pensamientos y regresas al mantra.

Este tipo de meditación debe hacerse al menos dos veces al día, todos los días.

El objetivo de este tipo de meditación es alcanzar la "unidad" con el universo. Alcanzas un estado superior de conciencia al repetir repetidamente esta palabra o concepto. Para fusionarte con el universo, estás creando.

Podrá eliminar fácilmente cualquier pensamiento de distracción durante el proceso manteniendo una actitud pasiva. Tenga en cuenta que un simple "oh, bueno" le permitirá volver a su mantra y reenfocar su práctica de meditación cada vez que sus pensamientos divaguen.

La MT tiene muchas ventajas, como habrás recordado de nuestros capítulos anteriores. Antes de comenzar este tipo de meditación, si lo hace por cualquier motivo, debe despejar su mente de todos estos pensamientos. Si no lo hace, es posible que no funcione.

También debe recordar nuestra información sobre TM en relación con su salud. Esta forma de mediación es la más profunda en términos de relajación, salud y beneficios mentales.

Meditación consciente

Hay otro tipo de meditación que debe mencionarse por sus muchos beneficios de estilo de vida y su carácter distintivo.

En las otras meditaciones de las que hemos hablado, tu objetivo era usar un mantra o concentrarte en la respiración para ayudarte a entrar en un estado de meditación. Pero esta no es necesariamente la única manera de hacerlo. En la Meditación Mindfulness, también conocida como Vipassana, no te enfocas en algo a tu alrededor, sino en la meditación interior.

En la meditación consciente, no estás prestando atención a los aspectos físicos de lo que sucede a tu alrededor. Por el contrario, te estás enfocando en lo que está sucediendo en el momento presente, no en el futuro o el pasado. Aprenderás a concentrarte en lo que está sucediendo ahora mismo, en este mismo segundo.

Descubrirá que la meditación de atención plena es lo que puede ayudar a que el cerebro esté "inactivo". Si eres alguien que tiene pensamientos constantes en tu cabeza y a menudo piensas que hay demasiado ruido en tu cerebro, entonces este tipo de meditación puede ser para ti.

En la meditación consciente no te concentrarás en nada. Más bien, te concentrarás en la calidad de tu conciencia.

Serás lo que se llama un "testigo silencioso", lo que simplemente significa que debes ser consciente de lo que sucede a tu alrededor en ese mismo momento en silencio. Estás presenciando lo que sucede a tu alrededor.

No confundas este tipo de meditación con algo que te permita ser pasivo en lo que sucede en tu vida diaria. Por el contrario, la meditación de atención plena lo ayuda a detenerse y tomar decisiones basadas en la realidad en lugar de tomar decisiones impulsivas.

¿Cómo se medita con conciencia? Hay dos maneras de hacer esto. Uno es informal. El otro es formal y un buen ejemplo es el Yoga.

El yoga funciona como método de meditación gracias a la concentración ejercida en el aquí y ahora. Eres consciente de los movimientos y posiciones de tu cuerpo. Cada movimiento se hace lenta y cuidadosamente. Eres plenamente consciente de cada movimiento que estás haciendo. Cuando practicas de esta manera eres consciente de tus sentimientos, de tus movimientos físicos y de lo que sucede en tu mente.

Este tipo de meditación te enseña a dejar que tu respiración entre en tu cuerpo y luego dejarla ir, dejando atrás el estrés, la ansiedad y otras cosas. Puedes concentrarte en eliminar estas toxinas de tu cuerpo y llevar un estilo de vida más consciente a través de prácticas como el yoga.

La forma informal de meditación consciente es del otro tipo. Cada acción que realizas en la meditación informal te obliga a considerar el mundo que te rodea. De una manera verdaderamente única, experimentas completamente todo lo que encuentras o haces.

Por ejemplo, si tiene hambre y decide comer una manzana como refrigerio, generalmente la come mientras mira televisión o navega por Internet. Sin embargo, cuando practicas la meditación consciente mientras comes esa manzana, las cosas cambian drásticamente.

No estás simplemente tomando un bocado. Estás observando la manzana desde todos los ángulos. ¿Cómo se siente cuando lo sostienes? ¿Qué huele a manzana? Tenga en cuenta su peso y color. Siente el crujido de la cáscara de manzana, la textura del interior y los jugos de la fruta mientras masticas mientras muerdes.

Como puede ver, cuando medita con atención plena, es plenamente consciente de todo lo relacionado con la acción en cuestión.

El movimiento de su pluma sobre el papel, su mano en el mouse de la computadora, etc. Puede usar la meditación de atención plena para trabajar en cualquiera de estas situaciones.

Puedes cosechar los beneficios de la meditación a lo largo del día realizando este tipo de actividad de forma regular. Esto indica que experimentará un estado de relajación con frecuencia, probablemente decenas de veces al día.

OTROS METODOS

Una cosa que aprender de este libro es el hecho de que hay muchas maneras de entrar en un estado de meditación. Estos son algunos ejemplos de métodos de meditación que puede aprender y practicar para obtener beneficios.

Meditación de viaje

A través de la meditación, alcanzarás una nueva posición en este tipo de meditación. Al llevarlo a un lugar diferente donde la paz es el centro del viaje, practicará la meditación.

Siéntate en una posición que sea correcta y cómoda para este tipo de meditación. Durante este tipo de meditación, debes tener un bolígrafo y un papel cerca de ti para que puedas escribir cualquier cosa que te preocupe. Purifica tus pensamientos y tu mente inhalando lenta y profundamente durante unos cinco minutos. Por lo tanto, busque un lugar tranquilo. La mayoría de las veces, es un lugar que te hace sentir cómodo y relajado. Disfruta de la paz que se te ofrece eliminando todas las posibles fuentes de distracción.

Meditación de sonido

Te moverás con el sonido de tu mantra en este tipo de meditación, también conocida como meditación vibratoria. Ponte de pie mientras haces este tipo de contemplación e inhala profundamente para limpiar tus pensamientos. Por lo tanto, elige una palabra que te tranquilice y te haga sentir bien. Similar al canto, hazlo una y otra vez. Relaja tus músculos y aprovecha los beneficios que brinda este método.

Hemos cubierto los tipos de meditación más comunes, particularmente para principiantes, pero hay muchos más. Puede saber cuál es el adecuado para usted solo a través de la experiencia directa.

CONCLUSIÓN

Como puede ver, la meditación es un proceso muy complicado que se puede dividir de manera efectiva en unos pocos pasos sencillos. Puedes entrar en un estado de meditación encontrando algo en lo que concentrarte y luego deshacerte de todo lo que sucede a tu alrededor.

¿Por qué hacer esto? ¿Por qué necesitas meditar? El punto es que la meditación puede llevarte a un nuevo nivel de conciencia, aunque puede ser difícil para cualquiera comprender realmente los beneficios de la meditación sin antes intentarlo.

No solo te ayudará a sentirte mejor y reducir tus niveles de estrés a niveles saludables, sino que también te ayudará a mejorar tus niveles de estrés. Podrás pensar con más claridad y tranquilidad. Podrá tomar mejores decisiones, trabajar más duro sin ejercer demasiado esfuerzo y lograr más cada día cuando esto ocurra.

La meditación ha ayudado a muchas personas a mejorar su calidad de vida y tiene numerosos beneficios para la salud. En cualquier caso, no se limite a creernos por descuido. A través de la meditación, puedes aprender a elevar tu vida a nuevas alturas. A través de este método, se puede alcanzar la verdadera iluminación. Debido a que la mayoría de las personas pueden aprenderlo rápidamente, les hará la vida más fácil y rápida.

Con un corazón y una mente abiertos, la meditación es algo que debe experimentarse.

CAPITULO 2

YOGA PARA PRINCIPIANTES

Todo lo que necesitas saber para empezar

INTRODUCCIÓN

La fusión de Oriente y Occidente es algo que se nos recuerda constantemente a medida que avanzamos hacia este brillante nuevo milenio. Ya se trate de producciones culturalmente diversas que se muestran en la televisión por satélite; si desea leer libros y escuchar música de lugares lejanos que no estaban disponibles hace solo unas décadas; que la gente está hablando sobre el uso de Internet y otros avances en telecomunicaciones para comunicarse con personas a través del tiempo y el espacio; El mundo se ha reducido significativamente como resultado de todos o algunos de estos factores. De hecho, Marshall McLuan probablemente ni siquiera consideró todo esto cuando acuñó el término "Global Village".

La práctica de montar la ola de información que actualmente barre nuestro pequeño planeta tiene sus orígenes en la antigüedad, pero actualmente está experimentando un florecimiento en Occidente que continúa ganando impulso con cada año que pasa. El yoga se está convirtiendo en una parte central de la cultura occidental, ya sea en un grupo católico local o en un opulento retiro espiritual en un parque natural; de la cultura global de hecho.

Sin embargo, en realidad solo hay una razón por la que muchas personas son reacias a experimentar los beneficios físicos, emocionales y psicológicos del yoga: la desinformación.

Aunque muchas personas pueden realmente disfrutar del yoga y descubrir la verdadera solución a muchas de sus dolencias emocionales y físicas, carecen del conocimiento suficiente para dar el primer paso.

Además, hay una generalización que parece perdurar a pesar de las pruebas que van en contra de la norma, en concreto, que el yoga es una disciplina estricta y que, frente a sus numerosas ventajas médicas, de alguna forma u otra obliga a perder la confianza o, más lamentable, desaparecer a alguna zona local y comer tofu entre reuniones de mantra.

Si te gusta cantar y comer tofu durante un retiro, probablemente puedas hacerlo (casi cualquier cosa es posible siempre que sea legal y la gente lo quiera, ¿no?).

Sin embargo, esta concepción del yoga no es del todo precisa. El yoga es realmente muy fácil de hacer, se puede hacer en cualquier lugar y es común en muchos países.

Un objetivo estaba en mente al escribir este libro: deconstruir el yoga y brindarle una introducción divertida, clara y comprensible a la disciplina.

Este libro es para ti si, aparte de lo que hayas visto en la televisión, ¡nunca has tratado con ningún tipo de yoga!

Este libro también reavivará su interés en el tema y lo pondrá de nuevo en contacto con un método de movimiento corporal y enfoque mental que se ha practicado durante milenios en tierras antiguas.

Este libro está convenientemente organizado en cinco secciones:

1. que es yoga

2. ¿Por qué es útil el Yoga?
3. Diferentes tipos de Yoga
4. Posturas de yoga para principiantes.
5. Equipos y accesorios de yoga.

A medida que lea estas áreas, si no es demasiado problema, tenga en cuenta que aquí no hay ningún esfuerzo positivo, directo o indirecto (¡o de alguna otra manera imaginable !) para abogar por ningún punto de vista religioso. Esto se debe al hecho de que el punto de vista presentado en este libro refleja el de las autoridades de yoga más importantes del mundo: no es una fe. No es dogmático.

El yoga no es evangélico, lo que simplemente significa que no busca difundirse como parte de su misión. A pesar de que en realidad hay miles de escuelas y corrientes de yoga, han logrado coexistir de manera bastante pacífica.

Tenga en cuenta que la declaración antes mencionada de ninguna manera menosprecia ni discute las órdenes evangélicas, como el cristianismo evangélico; El punto aquí es simplemente que la difusión del yoga no es un principio rector para la mayoría de los movimientos de yoga.

Sin embargo, a pesar del hecho de que el yoga que se describe en este libro y que se practica en la mayor parte del mundo no es una religión, los marcos religiosos existentes de muchas personas lo acomodan perfectamente.

Para decirlo de otra manera, si te identificas como miembro de cualquier fe (católica, protestante, musulmana, judía, sikh o cualquier otra), el yoga no requiere ni busca ofrecerte una fe sustituta. una perspectiva despiadada o desconectada de lo que ya aceptas.

Por lo tanto, tenga en cuenta: el yoga, tal como se analiza y promueve en este libro, ¡así como prácticamente cualquier otro libro que valga la pena leer! no es una fe.

El yoga no es más que captar el poder de la atención humana y utilizarlo en beneficio del cuerpo, como comenzaremos a entender en la siguiente sección de este libro.

¿QUÉ ES EL YOGA?

"¿Qué estaba buscando en Bombay esa noche? He estado buscando lo mismo desde que tengo memoria . De una forma u otra, todos buscamos lo mismo . La "respuesta" de la vida, sea lo que sea que eso signifique .Los realidad , la razón de estar "aquí" o "vivir" a toda costa. Beryl Bender Birch Yoga puede parecer un concepto difícil; o , al menos, una desconcertante serie de manipulaciones físicas que convierten a las personas que parecen felices en soldados que parecen contento.

O, lo que es aún más preocupante, como mencionamos en la introducción, existe una percepción generalizada en algunas regiones de que la práctica del yoga es sinónimo de adoración o algún tipo de creencia espiritual anticuada que exige que uno renuncie a su trabajo o venda su casa. y trasladarse a un lugar remoto para vivir.

De hecho, el yoga es fundamental; Además, si tiene la oportunidad de viajar a una nación donde se ha practicado durante generaciones, como India, Japón, China u otras naciones, encontrará que es bastante típico.

El acto de yoga llegó a Occidente en 1893, cuando quizás uno de los maestros más renombrados de la India, el Maestro Vivekananda, fue invitado a la Feria Mundial de Chicago. Es famoso por hacer que la gente de Occidente se interese por el yoga.

La palabra yoga proviene literalmente de la palabra sánscrita yug, que significa unir, unir, dirigir la atención o yugo. El yoga también puede incorporar conceptos como fusión, unión y disciplina.

El yoga se define como una "disciplina unitaria" en las sagradas escrituras del hinduismo, una antigua religión india con seguidores en todo el mundo; el tipo de disciplina que, en su libro Living Yoga, los expertos Georg Feuerstein y Stephan Bodian afirman que conduce a la unión entre el interior y el exterior, la armonía y la alegría.

La definición más común de yoga es vida consciente; Se refiere a utilizar el potencial interno de uno para la felicidad, lo que se conoce como Ananda en sánscrito.

Pero, ¿qué es exactamente el yoga?

Comprender las cosas a través del prisma de lo que no son a veces es útil; especialmente cuando se trata de un tema que con frecuencia se malinterpreta, como el yoga.

Al señalar lo que NO es yoga, los autores y académicos de yoga Feuerstein y Bodian nos ayudan a comprender la práctica:

El yoga NO es gimnasia rítmica, que se puede distinguir por la postura de cabeza arriba, loto o pretzel. Si bien los hechos confirman que el yoga incluye muchas posturas, particularmente en hatha yoga, estas simplemente tienen la intención de poner a las personas en contacto con sus sentimientos internos.

Contrariamente a la creencia popular, el yoga no es ni una religión ni un método de meditación. El objetivo de todo el proceso, que apunta a llevarnos al reino espiritual, no se logra únicamente a través de la meditación.

La esencia del yoga

De acuerdo con prácticamente toda la ciencia y la filosofía del yoga, una persona es solo una pequeña parte de un vasto universo. Cuando una persona aprende a "comulgar" con esta inmensidad, alcanza la unión con algo más grande que ellos mismos. Eres capaz de seguir el verdadero camino a la felicidad cuando tienes este apego o contacto con algo más grande. El individuo puede descubrir la verdad ajustándose a la fuerza.

La realización sigue a la realización; Sin embargo, para lograr la realización, nuestras palabras, ideas y acciones deben basarse en la verdad. A pesar de que las personas asisten a clases de yoga y al estudio para aprender nuevas técnicas de yoga, el instructor de yoga Tim Miller afirmó que "el verdadero yoga comienza cuando [usted] sale del estudio; todo se reduce a estar consciente y despierto de lo que hizo.

Yoga y salud física

El yoga no distingue entre la mente y el cuerpo; y esta es una posición que la psicología occidental ha tomado durante mucho tiempo (la conexión entre la salud física y mental, y viceversa).

No se preocupe si ha venido aquí para obtener más información sobre el yoga como una forma de ayudar a su cuerpo a mejorar o sanar. ¡Has llegado al lugar correcto!

De hecho, el yoga es un proceso que ayuda a los músculos, tendones, articulaciones, ligamentos y otras partes del cuerpo a trabajar a su máximo potencial al liberar la tensión y la energía que ha sido bloqueada.

El yoga sostiene que los humanos fueron creados con una flexibilidad y agilidad óptimas como su diseño natural; Además, el cuerpo solo se vuelve rígido e inflexible cuando no está saludable o está desalineado.

Por lo tanto, innumerables personas se han encontrado en una clase de yoga o en una colchoneta de yoga en casa frente a un video o DVD, con la esperanza de mejorar su salud física; y tal vez usted podría ser uno de ellos. Si es así, ¡sigue leyendo!

Hay beneficios físicos comprobados del yoga, que incluyen:

- Mayor flexibilidad y libertad de movimiento.
- Reducción del dolor en las articulaciones y los músculos.
- Sistema inmunológico más fuerte
- Mayor capacidad pulmonar y por tanto mayor calidad de la respiración
- Aumento del metabolismo (¡lo que puede conducir a la pérdida de peso!)
- Mejora de la calidad del sueño (en particular gracias a una mejor respiración y un cuerpo más oxigenado)

Dado que algunos ensayos de yoga requieren el dominio de las posturas, el yoga ha mejorado constantemente la adaptabilidad del cuerpo; Además, ayuda a lubricar los tendones, ligamentos y articulaciones. El yoga mejora la desintoxicación al aumentar el flujo de sangre a varias partes del cuerpo, lo que ayuda a fortalecer y tonificar los músculos que se han vuelto débiles y flácidos.

Como resultado, tenga en cuenta que, a pesar de que el yoga se denomina con frecuencia una práctica mental, tiene ventajas físicas obvias y establecidas.

Por lo tanto, el yoga es una opción viable para el ejecutivo corporativo estresado que necesita encontrar una estrategia para hacer frente a la locura de su ajetreada vida, ya sea que su objetivo sea perder peso o la capacidad de palear nieve sin tener dolor de espalda durante días.

Por tanto, el yoga es algo más que torcer el cuerpo para realizar determinadas asanas o posturas; también está equilibrando la mente y el cuerpo, haciéndolos más abiertos a la fuerza vital universal que emana del Ser Supremo. Por lo tanto, para mantenerse en el camino de la evolución, sea sincero, complete su tarea y ame a todos. En Yoga - Más allá del cuerpo y la mente, Meena Om.

¿POR QUÉ ES ÚTIL EL YOGA?

Este libro ha dejado muy claro que el yoga no es una religión. Puede ser religioso si quieres que lo sea, o puede ir de la mano con una creencia religiosa que ya existe. El yoga, por otro lado, no es religioso en el sentido de que no enfatiza la fe o la creencia.

De hecho, el yoga es una forma de arte, la ciencia se discute en numerosos lugares del mundo, incluida la India. No es solo una cuestión de juego de palabras; Se entiende utilizando el método científico porque verdaderamente se aborda como ciencia.

La ciencia yóguica trata de demostrar que existe un vínculo entre dos cosas y desarrolla teorías basadas en observaciones objetivas. De hecho, para ser considerado como un maestro yóguico creíble en muchas partes del mundo, uno debe tener un alto nivel de educación en ciencias, como física y biología.

Podemos hacer la pregunta sensata debido a esta discusión sobre el yoga como ciencia: ¿Qué ventajas ofrece el yoga? Después de todo, sería incorrecto hacer esta pregunta si el yoga fuera una religión o creencia porque implicaría que el yoga no puede proporcionar una respuesta en términos que podamos comprender objetivamente.

Lamento repetirme: el yoga es una forma de arte similar a la kinesiología, que estudia cómo responde el cuerpo a los cambios en el entorno físico e interno, es empírico y práctico. Y para decirlo de otra manera: cada uno de nosotros tiene derecho a hacer la pregunta fundamental: ¿Por qué debo participar en yoga? Para responder, primero debemos considerar experimentarlo nosotros mismos.

Aunque los objetivos y principios del yoga se pueden discutir fácilmente, la experiencia del yoga no se puede describir con palabras, al igual que leer un libro sobre la preparación para el maratón no lo preparará físicamente para correr un maratón.

La siguiente es la opinión de Mayo Clinic sobre las ventajas de la meditación:

Como un medio para reducir el estrés, las personas que gozan de buena salud utilizan la meditación. Sin embargo, si padece una afección médica que se ve agravada por el estrés, la práctica puede ayudar a aliviar los efectos del estrés sobre el asma, las alergias, la artritis y el dolor crónico.

El yoga implica realizar una serie de posturas centradas en la respiración: inhalar durante algunos movimientos y exhalar durante otros. Puedes hacer que el yoga sea más como una forma de mejorar tu espiritualidad o tu flexibilidad física, fuerza y resistencia.

Beneficios del yoga

A través de la meditación, el yoga ayuda a las personas a lograr la armonía y facilita que la mente y el cuerpo trabajen juntos. ¿Con qué frecuencia descubrimos que nuestras alucinantes confusiones y conflictos nos impiden llevar a cabo nuestras tareas de manera efectiva y satisfactoria?

La causa más común de problemas con nuestros sistemas físicos, endocrinos y emocionales es el estrés. Además, el yoga puede ayudar a corregir estos problemas.

El yoga y sus prácticas de limpieza han demostrado ser muy efectivos para tratar una variedad de enfermedades a nivel físico.

Algunas de las ventajas del yoga son las siguientes:

1. Se sabe que el yoga mejora la flexibilidad; Hay posturas en el yoga que trabajan diferentes articulaciones del cuerpo. incluidas las articulaciones que no se ejercitan regularmente.
2. Además, el yoga mejora la lubricación de las articulaciones, los ligamentos y los tendones. Los diversos tendones y ligamentos del cuerpo se ejercitan en posturas de yoga bien estudiadas. Además, se ha descubierto que incluso si el cuerpo al comienzo del yoga era rígido, aquellas partes del cuerpo que no han sido procesadas conscientemente pueden eventualmente experimentar una flexibilidad significativa.
3. El yoga también masajea todos los órganos del cuerpo. Quizás la única forma de ejercicio que puede funcionar en todos sus órganos internos, incluso aquellos que rara vez se estimulan externamente a lo largo de nuestras vidas, es el yoga.
4. El yoga tiene un efecto beneficioso sobre las distintas partes del cuerpo. Nos beneficiamos de esta estimulación y masaje de órganos manteniendo a raya la enfermedad y previniendo su probable aparición. La misteriosa conciencia de una enfermedad o infección inminente en el practicante es uno de los muchos beneficios del yoga. El

individuo es entonces capaz de tomar medidas correctivas o preventivas.

5. El cuerpo se limpia completamente a través del yoga. El yoga mejora el flujo de sangre a varias partes del cuerpo y estira suavemente los músculos y las articulaciones al masajear varios órganos. Esto proporciona nutrición hasta el punto final y ayuda en la eliminación de toxinas de cada parte de su cuerpo. Los beneficios incluyen aumento de la energía, un notable entusiasmo por la vida y un retraso en el envejecimiento.
6. Además, el yoga es un medio excelente para tonificar los músculos. Los músculos flácidos y débiles se estimulan repetidamente para eliminar el exceso de grasa y flacidez.

Sin embargo, estas inmensas ventajas físicas son simplemente "efectos secundarios" de esta potente práctica. Armonizar la mente y el cuerpo es lo que hace el yoga, lo que se traduce en beneficios reales.

Es de conocimiento común que las personas han sido capaces de lograr proezas físicas extraordinarias a través del poder de la mente, demostrando más allá de toda duda razonable la conexión entre la mente y el cuerpo.

Es cierto que el yoga es lo mismo que la meditación porque trabajan juntos para lograr el mismo objetivo de unidad de mente, cuerpo y espíritu, lo que puede conducir a una experiencia de felicidad eterna que solo el yoga puede proporcionar.

A través del desapego, las prácticas de yoga meditativo ayudan al equilibrio emocional.

Esto, a su vez, produce una notable sensación de calma y optimismo, que tiene importantes efectos positivos en la salud física.

La conexión mente-cuerpo

El yoga se centra en la conexión mente-cuerpo. Esta armonía mente-cuerpo se logra a través de tres cosas:

- Posturas (asanas)
- Respiración adecuada (pranayama)
- Meditación

Las asanas, la respiración y la meditación practicadas juntas brindan inspiración y dirección para la mente y el cuerpo. Nuestros cuerpos se vuelven más sensibles a las toxinas y los venenos a medida que envejecemos; los yoguis creen que el envejecimiento es una condición artificial causada por una dieta deficiente y factores ambientales.

El yoga facilita un proceso de limpieza y transforma nuestro cuerpo en una máquina bien engrasada.

Beneficios físicos

Armonizando estos tres principios se consiguen los beneficios del yoga:

- Equilibrio en el sistema nervioso central del cuerpo.
- Impulso disminuido
- La tensión de la respiración y la presión arterial
- Eficiencia cardiovascular
- Estabilización del sistema gastrointestinal.
- Aumento del tiempo de contención de la respiración
- Mejores habilidades de destreza.
- Mejora del equilibrio
- Percepción de profundidad mejorada

- memoria mejorada

Beneficios psicológicos

El yoga también tiene una serie de ventajas psicológicas, como se mencionó anteriormente, de hecho, esta es una de las principales motivaciones para su práctica.

El manejo mejorado del estrés es quizás el beneficio psicológico del yoga que se cita con más frecuencia. La ansiedad, la depresión y la lentitud se pueden reducir a través del yoga , lo que le permite concentrarse en lo que es significativo y espiritual para lograr la felicidad y el equilibrio.

Apoyo para un estilo de vida saludable

Algo en una persona se dispara cuando toma la decisión de ser feliz; Surge una voluntad o conciencia de algún tipo. Con esta conciencia, uno comienza a observar la jungla constante de pensamientos negativos de la mente.

En lugar de luchar contra cada una de estas ideas, lo que sería una lucha sin fin, el yoga simplemente le dice a la persona que observe esa lucha y el estrés disminuirá como resultado de esa visión.

Al mismo tiempo, a medida que un individuo reduce su nivel de negatividad interna, otros comportamientos negativos en el exterior comienzan a caer sobre sus propios comportamientos, como beber en exceso, comer emocionalmente y participar en acciones que finalmente resultan en sufrimiento e infelicidad.

Sin embargo, afirmar que practicar yoga es el método más simple para, por ejemplo, dejar de fumar o comenzar a hacer ejercicio regularmente es una exageración. ¡ El yoga sería ideal en ese caso! Según el yoga, cuando una persona comienza a sentirse bien por dentro, naturalmente tiende a comportarse de maneras que mejoran y promueven esta sensación de bienestar interior. Esto se basa en las relaciones racionales y científicas de causa y efecto que se han observado durante siglos.

Esto indica que el cuerpo reaccionará a una disminución de ingredientes adictivos como el tabaco y el alquitrán, por nombrar solo dos, si fumar, por ejemplo, es adictivo. El yoga entonces ayudará en el proceso. Le dará a la persona la fuerza y la razón para darse cuenta de que fumar en realidad no la hace sentir bien.

De hecho, si comienza a prestar atención a cómo se siente, probablemente encontrará que fumar lo hace sentir muy mal por dentro, no bien, por ejemplo, dificulta la respiración.

Ahora, este libro no es antitabaco, y si ha tenido problemas para dejar de fumar, por favor no tome nada de este libro como algo personal; No hay absolutamente ningún intento de implicar que dejar de fumar es simple o requiere solo fuerza de voluntad.

Los científicos han demostrado que existe una adicción real a las sustancias físicas además de una adicción emocional que puede ser igual de potente e incluso más potente.

El punto aquí es simplemente ayudarlo a comprender que el yoga puede ayudar a una persona a tomar decisiones de estilo de vida conscientes que promuevan una vida feliz y saludable. Esto puede incluir:

- Deja de fumar
- Reducir el exceso de bebida
- Come más saludable
- Dormir mas
- Reducir el estrés en el trabajo
- Promover relaciones más armoniosas en todo

Recuerde : el yoga no le promete a nadie que estas cosas simplemente sucederán de la noche a la mañana. En el mejor de los casos, el yoga es la luz que te muestra lo desordenadas que están las cosas en el sótano; y una vez que la luz está encendida, se vuelve mucho más fácil, sin mencionar la eficiencia y el tiempo que tomará, ¡limpiar las cosas!

Beneficios emocionales

El yoga también ha sido aclamado por su habilidad especial para ayudar a las personas a eliminar sentimientos de hostilidad y resentimiento interno. Como resultado de la eliminación de estas emociones tóxicas, se abre la puerta a la autoaceptación y autorrealización.

El manejo del dolor

El yoga también tiene el beneficio de aliviar el dolor. Comprender la conexión positiva entre el yoga y el manejo del dolor podría ser extremadamente beneficioso porque el dolor y el dolor crónico son condiciones que nos afectan a todos en algún momento.

Debido al hecho de que el mercado de los analgésicos vale miles de millones de dólares y que muchas personas, en particular las personas mayores, descubren que algunos analgésicos recetados y de venta libre no están cubiertos por el seguro, también puede ser beneficioso financieramente.

Se cree que el yoga ayuda a aliviar el dolor al ayudar al centro del dolor del cerebro a regular el mecanismo de control en la médula espinal y la producción corporal de analgésicos naturales.

Los ejercicios de respiración del yoga también pueden aliviar el dolor. Cuando exhalas, tus músculos tienden a relajarse, por lo que tomar más tiempo para exhalar puede ayudarte a relajarte y liberar la tensión.

La conciencia de la respiración facilita la relajación, el control del dolor y el logro de una respiración más tranquila y pausada. El yoga también puede ayudar a aliviar el dolor al incorporar técnicas de relajación y meditación. El énfasis del yoga en la autoconciencia contribuye a su eficacia para aliviar el dolor.

Esta autoconciencia puede protegerlo y permitirle tomar medidas preventivas de manera temprana.

DIFERENTES TIPOS DE YOGA

Lo mismo que a veces impide que las personas exploren realmente el yoga y cosechen sus beneficios para la salud es uno de los factores que ha contribuido a la difusión de la práctica en Occidente. La variedad es la clave para esto.

A veces, cuando solo hay algo único, como un pensamiento, un idioma o cualquier cosa, es difícil que ese algo se extienda más allá de las personas que lo consideran y confían en él, ya que están de acuerdo con él o básicamente a la luz del hecho. que creen que debe seguir existiendo.

Sin embargo, la probabilidad de que se propague aumenta cuando hay más ideas y conceptos; Más personas podrán acceder a él, discutirlo e incorporarlo a sus vidas.

¿Qué conexión tiene esto con el yoga? Hay muchos tipos diferentes de yoga, de hecho; como se mencionó anteriormente, esto se debe a que el yoga no es una religión; Es una forma de vivir. Como resultado, es extremadamente móvil y adaptable (¡juego de palabras !)

Y trasciende las fronteras nacionales, culturales y religiosas.

Durante los últimos 110 años, el yoga se ha extendido rápidamente por todo el mundo occidental debido a su diversidad y variedad de formas; Además, se está extendiendo a un ritmo que nunca antes se había visto (muchas empresas occidentales ahora cubren las clases de yoga como parte de un programa de beneficios para la salud).

Sin embargo, la confusión ha resultado de esta diversidad; Además, las personas que solo han experimentado una forma de yoga pueden creer que lo han visto todo. Obviamente, esto es más preocupante cuando alguien ha estado expuesto a un tipo de yoga que no le gustaba o para el que no estaba preparado, por cualquier motivo (al igual que algunas personas pueden abandonar un programa de acondicionamiento físico si no están preparados). el mejor estado mental para abordarlo).

Por lo tanto, incluso si ha probado el yoga, lo ha visto en la televisión, lo ha leído en el periódico o ha escuchado a un amigo o compañero de trabajo hablar sobre él, debe tener en cuenta que es muy probable que no haya estado expuesto a todos. de las variedades que hay.

(¡ lo cual es maravilloso porque indica que encontrará la siguiente sección muy interesante e instructiva!)

Los seis tipos principales

Los estudiosos del yoga Feuerstein y Bodian señalan seis tipos principales de yoga. Sin ningún orden en particular, estos son:

- Hatha Yoga
- Raja Yoga
- karma-yoga
- bhakti-yoga
- jñana yoga
- Tantra de yoga

Echemos un vistazo a cada uno de estos uno a la vez.

Hatha Yoga

Según Graham Ledger Wood, quien ha enseñado yoga y misticismo durante más de 30 años, el hatha yoga es la forma de yoga más popular en la sociedad occidental y se practica principalmente para la salud y la vitalidad.

De acuerdo con Ledger Wood, el hatha yoga es un "medio maravilloso de ejercitar, estirar y liberar el cuerpo para que pueda ser una herramienta sana, duradera y vital para la mente y el alma" porque es un término sánscrito para el sol.

La práctica de Hatha Yoga, que data de hace 5000 años, se ha utilizado para mantener el bienestar mental, físico y espiritual. En su práctica, los practicantes de Hatha Yoga combinan ejercicios de estiramiento y asanas. Se incluyen ejercicios de concentración mental y de respiración.

El Hatha Yoga se practica en posición de loto.

Al igual que con otras formas de yoga, Hatha Yoga tiene como objetivo lograr lo mismo. Su objetivo es unir el espíritu de la humanidad con el espíritu pacífico del universo. El ejercicio de yoga mejora el bienestar espiritual, mental, físico y emocional de una persona a través de esta práctica.

Hatha Yoga cultiva la tranquilidad y te mantiene allí. La concentración es la parte más importante de una práctica de yoga exitosa.

De alguna manera, todas las formas de yoga comparten algunas similitudes. La preparación del cuerpo para la entrega a fin de que el espíritu absorba y lleve a cabo su misión es el objetivo principal del Hatha Yoga. La iluminación y la elevación son obra del espíritu. La mente está tranquila y deja ir todo el dolor y el estrés cuando el espíritu está iluminado. El cuerpo también lo hace.

Demasiadas personas se pierden porque no saben que su espíritu no puede tener éxito en algo si su cuerpo no está sano ni en forma. Por lo tanto, si tu espíritu es débil, la meta del Hatha Yoga es ideal.

Podrá mover su cuerpo y avanzar positivamente a un nivel donde el espíritu podrá funcionar correctamente con la ayuda de Hatha Yoga. Para que la mente mantenga una buena concentración, tanto el espíritu como el cuerpo deben responder positivamente.

Es probable que los primeros pensamientos de las personas sean de Hatha Yoga cuando escuchan el término. La forma de yoga más practicada se conoce como Hatha Yoga. De hecho, Hatha Yoga es la fuente de otros estilos de yoga como Kundalini, Ashtanga, Bikram y Power Yoga.

El término "el vehículo del alma" se refiere al Hatha Yoga. Está a cargo de dirigir el espíritu y el cuerpo en todo el universo. Imagina que estás flotando alrededor del universo sin que nada te derribe. Es tan relajante y tentador.

Es un reto mantener y recuperar la concentración. Hatha Yoga puede ayudarlo a concentrarse si las fuerzas externas lo distraen fácilmente.

Lo mejor del Hatha Yoga es que te ayuda a encontrar una luz divina dentro de ti. No solo lo educa, sino que también puede ayudarlo a ser más flexible, relajado y fuerte.

La energía espiritual puede fluir a través de los canales de energía abiertos durante la práctica de Hatha Yoga. Si la mente, el cuerpo y el espíritu están en equilibrio y trabajando bien juntos, esto será posible. Obviamente, lo más importante es mantener tu cuerpo en buena forma. Su mente y espíritu también se ven afectados cuando su cuerpo es débil.

Puedes lidiar fácilmente con el estrés y deshacerte del dolor y la tensión practicando Hatha Yoga. Debe tomar un descanso del trabajo de vez en cuando porque a veces lo cansa y lo agota. El tratamiento más efectivo para aliviar la tensión y el dolor es el Hatha Yoga.

El perfeccionamiento de las posturas en hatha yoga tiene dos objetivos:

1. Meditar

   Las personas, ante todo, necesitan un puesto en el que puedan sentirse completamente cómodas durante un largo período de tiempo. Cuantas más posturas puedas dominar, más capaz serás de cultivar técnicas de meditación profunda.
2. Renueva las energías del cuerpo para una salud óptima.

Raja Yoga

Raja Yoga, como el yoga clásico, se conoce como el "camino real" hacia la unidad mente-cuerpo. El raja yoga, que apunta a la iluminación a través del control directo y el dominio de la mente, es considerado por algunos como una forma de yoga bastante desafiante.

Las personas que pueden concentrarse bien y disfrutar de la meditación son las más adecuadas para Raja Yoga. Este tipo -o rama- del yoga tiene 8 ramas:

- Disciplina moral
- Autocontrol

- Posición
- Control de la respiración
- inhibición sensorial
- Concentración
- Meditación
- Éxtasis

karma-yoga

Los actos desinteresados son parte del karma yoga. El término "karma" en sí mismo se refiere al trabajo de toda la vida de un individuo, desde la concepción hasta la muerte. El hecho de que hacer lo correcto es de lo que se trata el karma. Por lo tanto, la práctica del karma yoga implica renunciar al propio ego para servir a Dios ya la humanidad.

El Bhagavad Gita, también conocido como "el Nuevo Testamento del hinduismo", es la fuente de los principios del Karma Yoga. El fundamento de Karma Yoga es servir a Dios sirviendo a los demás.

bhakti-yoga

"Toma nota de cómo se desarrolla el amor", aconseja Sri Swami Sivananda. Primero viene la fe. Luego viene la atracción, seguida de la adoración. La supresión de los deseos mundanos resulta de la adoración. El resultado es la liberalidad y la realización. Luego, desarrolle un profundo amor y apego por Dios.

En esta forma de bhakti superior, toda la atracción y apego de una persona a los objetos de placer se transfiere a Dios, su posesión más preciada. Esto culmina en la unidad, que une al devoto con su amada por toda la eternidad.

Como resultado, el Bhakti Yoga se considera amor divino. Según Swami Nikhil Ananda y Sri Ramakrishna Math, el amor funciona en tres niveles como una fuerza de atracción:

- Material
- Humano
- Espiritual

Estos dos yoguis continúan diciendo que el amor es un poder creativo que nos inspira a buscar la felicidad y la inmortalidad. Dicen, en términos elocuentes y precisos:

Cuanto más se desarrolla intelectualmente la vida de una persona, menos se complace en los objetos de los sentidos, por lo que el amor basado en la atracción intelectual es más impersonal y duradero.

Jñana Yoga

El camino de la sabiduría es Jnana yoga. Jnana, según Graham Ledger Wood, es "vaciar" la mente y el alma de las ilusiones para que las personas puedan estar en contacto con la realidad, dejando ir todos los pensamientos y sentimientos hasta que la persona cambie y se ilumine.

Una de las cuatro rutas principales que conducen directamente a la autorrealización es jnana yoga. El estudiante de jnana yoga experimenta a Dios superando los obstáculos de la ignorancia.

En Jnana yoga, donde el estudiante o devoto se identifica como separado de los componentes de su entorno, se valoran mucho conceptos como el discernimiento y la discriminación. Jnana Yoga también se guía por el concepto de "Neti-neti". La traducción literal es "no esto, no esto": Al eliminar los objetos en la vecindad, solo TÚ permaneces.

tantra-yoga

Tantra yoga es otra forma de yoga de la que muchas personas han oído hablar y tienen mucha curiosidad.

Algunas personas piensan que Tantra Yoga es el tipo de yoga más oriental. Con frecuencia se interpreta como algo que consiste simplemente en rituales sexuales. Más allá del sexo, hay otras cuestiones en juego: es el camino de la autotrascendencia que implica el uso de rituales, uno de los cuales es la sexualidad consagrada. A partir de cierto momento, algunas escuelas tántricas recomiendan una vida de celibato.

Tantra significa literalmente "expansión". Para llegar a la Realidad Suprema, un devoto del Tantra eleva su conciencia a todos los niveles. Tantra yoga tiene como objetivo provocar un despertar espiritual al sacar a relucir los lados masculino y femenino de una persona.

La sanación espiritual y, en particular, la integración del cuerpo, la mente y el espíritu son los enfoques principales del Tantra Yoga. Durante mucho tiempo se ha sostenido en la India que la sexualidad es una etapa crucial y significativa en el proceso de iluminación.

Los deseos y placeres sexuales no se equiparan con la espiritualidad en las normas religiosas occidentales.

Sin embargo, en la filosofía oriental, el esplendor y la gloria de la creación se celebran y celebran con alegría. Además, posteriormente desarrollaron un proyecto de investigación o una ciencia para aprender cómo lograr esta maravillosa experiencia terapéutica. En Tantra, la energía es conocida y considerada como la fuente de vida.

Además, la energía sexual se considera una fuerza poderosa y sagrada. Hay muchas actividades que guían en la ejecución sexual y algunos cambios en la dieta son normales. La respiración constante, mantener ciertas posiciones y las contracciones se encuentran entre estos ejercicios físicos.

Ejercitar su cuerpo en una variedad de formas tiene un montón de efectos positivos. El rendimiento sexual mejorado y la función prostática mejorada son dos ejemplos. Una ventaja adicional es un aumento de la resistencia sexual durante la actividad sexual.

Hay tipos adicionales de ejercicios. Hay ejercicios psico-espirituales además de los físicos. El propósito de estos ejercicios es cultivar la meditación sobre el amor y el deseo sin restricciones. Como resultado, esto puede disminuir la ansiedad por el desempeño y hacer que las actividades sexuales sean menos vergonzosas.

Se dice que darle a tu pareja o amante todo lo que realmente quiere es la experiencia sexual más fascinante.

Uno puede pensar en una variedad de formas de complacer a su amante a través de la meditación y los ejercicios correctos. Es una experiencia que tiene el potencial de fortalecer su relación con la otra persona cuando uno se enfoca en proporcionar lo que la otra persona realmente desea. Además, obtendrás la satisfacción que siempre has deseado. Cuando se trata de concentrarse en su desempeño sexual, existen algunos ejercicios que pueden ser muy útiles.

Estos beneficios se pueden lograr a través de la meditación adecuada, ejercicios de respiración y la repetición de mantras y cánticos.

Los juegos previos también se pueden disfrutar al máximo en una variedad de formas diferentes. Uno puede tener una experiencia satisfactoria que puede estimular tanto el cuerpo como el espíritu y sanar de varias maneras al recibir masajes curativos y caricias suaves.

Antes de tener relaciones sexuales, las personas practican la sanación Reiki o la canalización de energía. Se sabe que hacer todo esto hace que los encuentros sexuales sean más placenteros. Es una forma de sanación oriental en la que un compañero transfiere energía al otro.

La estimulación táctil promueve el bienestar espiritual y físico, así como la curación. Ambos pueden lograr un estado más profundo de relajación y meditación de esta manera, lo cual es extremadamente beneficioso para las parejas.

Consejos para principiantes

Si no sabías esto cuando empezaste a leer, ahora lo sabes. La antigua y fascinante práctica del yoga tiene como objetivo unir la mente y el cuerpo. Se ha demostrado que tiene beneficios para la salud, incluidas mejoras en la salud física y emocional.

Pero es importante recordar que debes hacerte algunas preguntas importantes antes de comenzar a practicar yoga. No hay una respuesta correcta o incorrecta a estas preguntas.

Solo están destinados a darle la mentalidad que necesita para tener éxito como estudiante de yoga a largo plazo y para estimular sus pensamientos.

Estas son las preguntas básicas que debe hacer antes de comenzar cualquier programa de yoga:

- ¿Cuáles son las razones por las que comencé un programa de yoga? ¿Son realistas?
- Si mi programa de yoga implica algún grado de esfuerzo físico, como algunas posturas en hatha yoga, ¿he recibido autorización médica de un profesional de la salud calificado y certificado para asegurarme de que no me duela?
- ¿Mis objetivos para seguir un programa (o programas) de yoga son claros y positivos? ¿Sé lo que quiero lograr?
- ¿Estoy listo para tomarme el tiempo para realmente aprovechar al máximo mi experiencia de yoga?

- ¿Hay personas a mi alrededor que podrían intentar burlarse de mí por elegir seguir este camino de desarrollo personal? ¿Debo evitar a estas personas o pedirles que respeten lo que elijo hacer?

Tenga en cuenta que estas son solo consultas fundamentales; Asimismo, esta no es una lista completa. El punto es que debes tener claro y seguro tu decisión de probar el yoga.

Y tenga en cuenta: existen numerosas variaciones de yoga, así como numerosas variaciones de instructores de yoga. Algunos de ellos son fantásticos; Aunque algunos de ellos pueden tener buenas intenciones, es posible que no tengan toda la base que necesitan para enseñar.

Siempre tenga en cuenta: nunca debe ser tratado con falta de respeto, degradación o inferioridad hacia ningún instructor de yoga.

Recuerde estas cosas si se encuentra con uno de cada mil maestros que carecen del desarrollo personal que necesitan para enseñar bien: ¡Siempre hay educadores adicionales!

Se trata de hacerte sentir seguro, feliz y saludable. Desde el principio, estos estándares deben ser parte de todas sus experiencias de yoga.

Consistencia

La consistencia y la regularidad son las claves para obtener todos los beneficios de tu práctica de yoga. No puede asistir a una sesión y saltarse tres o cuatro porque tiene dolor, tuvo un compromiso inesperado o estaba demasiado estresado.

El yoga debe hacerse regularmente para que la mente y el cuerpo cambien. Mantente ocupado y deshazte de cualquier obstáculo real o imaginario. ¡Mejor salud, mejor equilibrio emocional y una vida más feliz y satisfactoria son sus recompensas!

POSICIONES DE YOGA PARA PRINCIPIANTES

Las posturas de yoga son lo suficientemente simples de aprender para principiantes. No es un problema si nunca has participado en yoga o incluso presenciado uno.

Si nunca antes has oído hablar del yoga, sin duda sentirás curiosidad por saber cómo se realizan estos ejercicios. Dado que recién está comenzando, también se preguntará qué posiciones serían mejores para usted.

El yogismo sostenía la creencia de que la mente y el cuerpo estaban integrados en una sola unidad. Esta creencia nunca ha fallado o cambiado con el tiempo. Cualquiera que haya practicado yoga ha descubierto un notable proceso de sanación basado en la armonía. Si se encuentra en un entorno adecuado, puede lograr todo esto con éxito.

Los médicos se han convencido de que el yoga tiene algunos efectos terapéuticos y puede recomendarse para personas con enfermedades difíciles de tratar debido a sus fuertes efectos.

Puede aplicar posturas de yoga para principiantes si tiene una enfermedad que ha estado con usted durante mucho tiempo.

Si quieres hacer posturas de yoga para principiantes, debes creer que el yoga es bueno para ti y te ayuda a sentirte mejor.

El yoga no es una práctica nueva. Ha sido pulido y aplicado durante bastante tiempo e incluso hoy en día las personas están ayudando mucho con él.

El potencial del yoga para ayudar en la curación ha sido objeto de numerosas investigaciones y estudios.

Como resultado, se ha demostrado que las posturas de yoga para principiantes son extremadamente beneficiosas y efectivas para preservar la flexibilidad de las articulaciones. A pesar de que los ejercicios de yoga en ciernes son muy básicos, gradualmente pueden promover un estilo de vida sano y traer más ventajas cuando se pulen una y otra vez.

Las posturas de yoga para principiantes son muy interesantes y emocionantes de practicar. A los principiantes nunca les resultará difícil mantenerse al día con los ejercicios porque son muy fáciles de hacer. La técnica del yoga ayuda a equilibrar las glándulas y los órganos internos. También afecta partes del cuerpo humano que apenas se estimulan en la vida diaria.

Si quieres aprender posturas de yoga para principiantes, puedes aprenderlas fácilmente en casa o en una escuela de enseñanza de yoga.

Las posturas de pie, las posturas sentadas, las curvas hacia adelante y hacia atrás, el equilibrio y los giros son algunas posturas básicas de yoga para principiantes. Incluso aquellos que practican yoga desde hace mucho tiempo pueden hacer estas posturas de yoga para principiantes. Las posiciones extremas se tratan más adelante en la práctica, lo que marca la diferencia.

Debido a que un principiante no puede hacer frente por completo a una exposición prolongada en el tiempo, la ejecución de las posiciones lleva menos tiempo. Necesitas descansar para que tu cuerpo se acostumbre poco a poco a estar preparado para más posturas.

La autodisciplina es lo más importante que debes entender porque recién estás comenzando. El yoga es más que mantener varias posiciones. No te saltes ningún paso si aún no dominas los fundamentos y trata de comprender la esencia de las posturas de yoga para principiantes.

Cómo gestionar las posturas de yoga Existen numerosas posturas diseñadas para mejorar la postura.

Las posturas de yoga tienen muchos beneficios y tienen como objetivo enderezarnos y mejorar nuestra postura.

Es posible que no siempre seamos conscientes de nuestra propia "postura torcida". ¡Deberíamos anticipar el desarrollo de un hueso completamente deformado en el futuro si tenemos una mala postura durante mucho tiempo y no hacemos nada al respecto!

Las posturas de yoga son beneficiosas para fortalecer nuestros muslos, rodillas y tobillos. Tus huesos reaccionarán inmediatamente si te acostumbras a hacer posturas de yoga todos los días.

Se cree que tanto los hombres como las mujeres tienen músculos abdominales y glúteos significativos. Tener abdominales desarrollados es ideal para un hombre porque aumenta su atractivo para las mujeres.

Algunas mujeres le dan un gran valor a tener unas nalgas bonitas, por lo que muchas de ellas entrenan duro para mejorar esa parte de sus cuerpos.

Las posturas de yoga alivian increíblemente la ciática. Este es un tipo de dolor que no se puede prevenir fácilmente. Si hace yoga de vez en cuando o mejor regularmente, probablemente nunca sentirá ningún dolor en la espalda o los músculos.

Aquí hay algunas técnicas sobre cómo mantener una buena postura de yoga. Siga estos pasos para comprender completamente las posturas de yoga y poder realizarlas correctamente.

Debes pararte con los talones ligeramente separados y las bases de los dedos gordos de los pies tocando el suelo. Los pies y los dedos de los pies deben levantarse y separarse lentamente. Después de eso, debes colocarlos suavemente en el suelo. Empújelos de un lado a otro y de adelante hacia atrás sin perder el contacto con el piso.

Levanta las rodillas y contrae los músculos de los muslos. Trate de no endurecer la parte inferior de su vientre al hacer esto. Imagina una línea de energía que corre desde la parte interna de tus muslos hasta tus ingles mientras levantas la parte interna de tus tobillos para fortalecer tus arcos internos. Desde allí, a través de la coronilla y el centro del cuello, el torso y la cabeza. Sus muslos deben girarse hacia adentro lentamente. Levante el hueso púbico hacia el ombligo y estire el coxis hacia el suelo.

Extienda los omóplatos transversalmente y descárguelos por la espalda después de empujarlos hacia el centro de la espalda. Levante la parte superior del esternón hacia el techo casi sin mover las costillas delanteras hacia adelante. Haz tus clavículas más anchas. Los brazos deben estar suspendidos a lo largo de su torso.

Con una garganta suave, una lengua ancha y plana en el suelo de la boca y la base de la barbilla paralela al suelo, debería poder equilibrar la cabeza en el centro de la pelvis. Suaviza tus ojos.

Para la mayoría de las posturas de pie, Tad Asana es la posición inicial. Mantén la postura de 30 a 1 minuto e inhala profundamente.

Simplemente siga estas simples figuras para asegurarse de que está haciendo las posturas de yoga correctas.

Hay muchas posturas de yoga y es posible que se pregunte si todas se practican y aplican. La respuesta es sí. Cada postura está diseñada para desarrollar tu propia flexibilidad y fuerza.

Posiciones de pie

Una de las posiciones de yoga más importantes es estar de pie. El cuerpo y los pies se pueden alinear correctamente en esta postura.

Ayuda mucho con la mejora y el mantenimiento de la postura. Esto es ventajoso porque si tienes una mala postura, tus dorsales pueden estirarse inconscientemente.

Debido a que las piernas y las caderas están todas conectadas, la posición de pie ayuda a fortalecerlas. También hace que las piernas y las caderas sean más flexibles.

Estos tipos de posturas de yoga sentado hacen que las caderas y la espalda baja sean más flexibles. También fortalecen la espalda. Como resultado, la columna vertebral, la ingle, las rodillas y el tobillo se vuelven más elásticos. También te ayudan a respirar profundamente, lo que te hace sentir tranquilo y en paz. Esta es otra ventaja.

Curvas hacia adelante

Esta postura ayuda a estirar los isquiotibiales y fortalecer la parte inferior de la espalda. Esto hace que la columna sea más flexible y alivia la tensión en el cuello, los hombros y la espalda.

Las curvas en la espalda realmente pueden ayudar a abrir el pecho, las caderas e incluso la caja torácica. Los brazos pueden beneficiarse de esto para su fortalecimiento. También mejora la elasticidad y flexibilidad de los hombros al mismo tiempo. La belleza es que aumenta la capacidad de la columna y alivia la tensión desde la parte frontal del cuerpo hasta las caderas. Debido a que la médula espinal es una parte esencial de su cuerpo, debe cuidarla.

Equilibrio

Las posiciones en equilibrio son extremadamente exigentes. Cuando hacen yoga, ¡se emocionan demasiado para hacerlo! Esto es beneficioso porque el disfrute de la persona le permite vivir su espíritu e iluminar su alma. La postura adecuada se puede mejorar con el equilibrio.

El equilibrio mejora la atención y te ayuda a entrenar tu capacidad para concentrarte en tu objetivo. Sin embargo, no podrás realizar este tipo de pose si no tienes un alto nivel de dominio sobre tu atención.

Una de las posturas de yoga que más disfrutan las personas y en las que se esfuerzan mucho es el equilibrio. Llega un momento en que la tensión del cuerpo se libera en todas las posiciones de equilibrio. La tensión de la columna disminuye. Puede parecer difícil sacar el giro. Sin embargo, es fundamental realizarlo en ambos lados del cuerpo para lograr la alineación y el equilibrio.

Puedes aprovechar al máximo tu práctica de yoga prestando atención a estas posiciones. Si quieres alcanzar el éxito en estos puestos, recuerda que la concentración es el factor más importante.

EQUIPOS Y ACCESORIOS DE YOGA

Como resultado de la creciente popularidad del yoga, se ha desarrollado una industria que se centra en la ropa, los accesorios y los equipos de yoga. Las diversas enseñanzas y posturas de yoga son tan diversas como las líneas de productos en Internet, que es un verdadero mercado para el yoga.

Si alguna vez visitó una tienda de artículos deportivos, una tienda por departamentos o incluso una tienda de comestibles, probablemente haya notado una variedad de accesorios de yoga con personas felices y tranquilas sentadas en una colchoneta o una toalla de yoga. De hecho, una persona que actualmente está interesada en el yoga estaría contenta como un niño en una tienda de golosinas. ¡En la historia del mercado, el equipo de yoga nunca ha sido más accesible o asequible!

Habiendo dicho eso, puede que le resulte difícil determinar qué piezas de equipo son más útiles. El empaque de todos estos artículos parece mostrar individuos tan satisfechos; ¿Cómo puede determinar qué empresas son inversiones que valen la pena?

Al final, la respuesta a esta pregunta crucial dependerá no solo del tipo de yoga que quieras probar, sino también de tus preferencias.

Por ejemplo, no todo el mundo quiere sentarse en una colchoneta; Prefieren la firmeza del suelo. Sentarse en el piso lastima a algunas personas y puede causar dolor de espalda y columna ; en este caso, se necesita una colchoneta de yoga.

Por lo tanto, en lugar de recomendar lo que debe comprar y lo que no, concentrémonos en los diversos artículos que son fáciles de adquirir. Esta información puede ayudarlo a tomar una decisión informada.

colchonetas de yoga

Comienza con la conocida esterilla de yoga. Ahora bien, como regla general (con, claro, inevitables excepciones): presta atención a la versión que se vende en los supermercados.

Si tienes que realizar posturas y maniobras complejas, una buena esterilla de yoga debe tener un fuerte agarre al suelo. Las esterillas de yoga vienen en una variedad de grosores y son adecuadas para todos los niveles, desde principiante hasta avanzado. Los amortiguadores se pueden encontrar en muchas tiendas de yoga. Los niños también pueden comprar colchonetas de yoga.

toalla de yoga

Las toallas son esenciales. Es una parte importante de sus sesiones de práctica. Hay una gran variedad de modelos, incluidos los superabsorbentes.

bolsas de yoga

Las bolsas de yoga están diseñadas para sostener la esterilla de yoga, la toalla y otros accesorios. Parecen ser rectangulares o casi tubulares. La mayoría de los artículos están hechos de varios materiales y tienen una correa para el hombro. Hay muchos de nailon. Las bolsas de yoga vienen en una variedad de rangos de precios, que van desde lo económico hasta lo extravagante.

correas de yoga

Aquellos que practican mucho yoga a menudo optan por el uso de correas de yoga. Estas correas les ayudan a estirar las extremidades y mantener las poses por más tiempo.

Sacos de arena y soportes

También hay sacos de arena y almohadones de yoga que ayudan a equilibrar el cuerpo y brindan apoyo al realizar posturas, estiramientos y posturas. Están disponibles en muchos colores.

Cojines, sillas, bancos

Algunos sitios web venden kits que incluyen lo que llaman un "cojín de meditación cósmica", anunciado como ideal para su uso.

Está la silla de meditación con respaldo rígido para apoyo y hay bancos de meditación de diferentes formas además de la almohada de respiración.

pelotas de yoga

La fuerza, el equilibrio y la tonificación muscular se mejoran con el uso de una pelota. Estas estupendas pelotas de yoga no son caras y numerosos artistas y fisioterapeutas las utilizan para diferentes desarrollos. Numerosas bolas pueden pesar hasta 600 libras.

Vídeo/DVD de yoga

Si está estresado por usar todo el tiempo disponible, tiene una perspectiva tímida de tomar una clase pública de yoga o simplemente quiere aprender cómo se pule el yoga, las grabaciones de yoga y los DVD son una excelente manera de comenzar a practicar yoga.

Los videos de yoga son geniales porque puedes verlos una y otra vez hasta que sepas cómo hacer las cosas correctamente.

Música de yoga

La música de yoga puede ayudarte a concentrarte mejor, respirar más profundamente y mantener las posturas por más tiempo.

Algunos ejemplos: Néctar, Fragancia de Oriente, Música lenta para yoga, Música del templo sagrado tibetano, Estación de Shiva, etc.

También hay disponible música de yoga para trance, baile de yoga, flujo de yoga, cánticos, mantras y audiolibros.

ropa de yoga

Aunque no es obligatorio para las clases, muchas personas quieren usar ropa de yoga para complementar su práctica.

Sin embargo, la mayoría de los novatos usan mallas y una camisa de algodón suelta y cómoda.

Al elegir la mejor ropa de yoga, obviamente debes pensar si te hará sentir bien y te ayudará a relajarte.

La mejor ropa de yoga es la que te permite moverte libremente y no interfiere con tu práctica. Para no irritar la piel, deben sentirse bien sobre ella.

Debido a que establecen el estado de ánimo adecuado, la ropa de yoga es un accesorio esencial. Tu práctica de yoga no tendrá éxito si no tienes la ropa adecuada.

Debe esperar sudar mucho durante la práctica intensa. Si bien algunas personas en realidad no sudan, si lo hace, debe cubrirse con ropa absorbente para mantener el sudor de su cuerpo al mínimo y sentirse seco.

Experimentarás un aire pegajoso e incómodo cuando estés cubierto de sudor. ¡No debe suceder!

Aunque la ropa de yoga no tiene que ser particularmente atractiva, es importante lucir bien con ella. La práctica está influenciada por factores como la seguridad en uno mismo. Te sentirás mejor si te vistes bien para hacer yoga. Por lo tanto, selecciona la ropa que mejor refleje tu personalidad.

Camisetas y blusas: al seleccionar una blusa o camisa de yoga, la seguridad de su rostro debe ser la primera consideración. Las camisetas no deben ser demasiado largas y no deben cubrir la parte inferior del cuerpo si planea usarlas. Debido a que debe ser posible determinar si las rodillas y los tobillos están alineados adecuadamente, es crucial examinar esta región de la alineación del cuerpo. La mayoría de las mujeres usan sujetadores deportivos de manera que aseguran que, al realizar ciertos movimientos, sus senos estén bien sujetos en su lugar, evitando que pierdan el sujetador mientras se estiran.

Pantalones de yoga: elegir pantalones de yoga puede ser difícil. Es posible que la superficie y la textura de algunos pantalones no te hagan sentir cómodo. Una cosa a tener en cuenta al elegir pantalones es cuánto tiempo son. Algunos pantalones llegan hasta el tobillo. Debe usar pantalones que le lleguen por debajo de las rodillas si esto le resulta incómodo. Serás libre de moverte gracias a esto.

Pantalones cortos de yoga: si practicas Bikram Yoga, estos son una buena opción. El ambiente en el que se practica este tipo de yoga es caluroso. Los pantalones cortos dejarán escapar el calor de tu cuerpo.

No tienes que gastar mucho dinero en ropa de yoga. Lo más importante es que estés contento y cómodo por dentro.

CONCLUSIÓN

La práctica del yoga es un viaje interminable que parece estar siempre en su infancia; Como resultado, el título de este libro es un tanto irónico, que recuerda a un acertijo zen sin solución. El yoga no tiene principio ni fin; Es un proceso interminable de autodescubrimiento para que su cuerpo se recupere y mantenga su mejor salud.

Sin embargo, es aceptable referirse a este escrito como una introducción al yoga con fines estrictamente prácticos, y esperamos que haya disfrutado de su lectura.

Este libro, entre otras cosas:

Ahora sabes que el yoga no es una religión, por lo que no tienes que cambiar o tener una religión para practicarlo.

Te ayudó a comprender las ventajas del yoga; beneficios que incluyen mejoras en la salud mental, emocional y física.

Te ayudó a darte cuenta de que el yoga no es una "aventura de una noche", sino una práctica que requiere regularidad, compromiso y constancia para brindarte los beneficios que mereces.

Te ayudó a comprender las diversas formas de yoga que están disponibles para ti, todas las cuales se pueden encontrar en Occidente, a pesar de que algunas de las formas menos conocidas solo se pueden encontrar en grandes áreas urbanas.

Ahora tiene una comprensión general de los diversos equipos que puede comprar (¡si así lo desea !) para hacer que el yoga sea más agradable para usted.

Por último, pero no menos importante, disfrutemos de las sabias palabras de Swami Akhil Ananda, en las que describe poéticamente el poder y la alegría de aquellos que siguen cuidadosamente un viaje yóguico. Tenga en cuenta que simplemente puede omitir la palabra "Dios" de la siguiente cita sin cambiar su significado si no está de acuerdo con su uso:

"Cuando un verdadero místico tiene experiencias espirituales superconscientes, se vuelve extremadamente interesado en sus semejantes y descubre cómo Dios se expresa en ellos".

Un místico percibe la presencia de Dios en todas partes y, como resultado, se interesa compasivamente no solo por los humanos sino también por otros seres.

www.ingramcontent.com/pod-product-compliance
Lightning Source LLC
LaVergne TN
LVHW050315160826
845677LV00014B/3397

* 9 7 9 8 3 6 1 6 5 4 4 1 3 *